大展好書　好書大展
品嘗好書　冠群可期

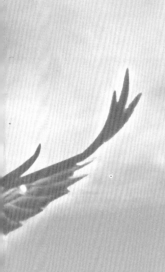

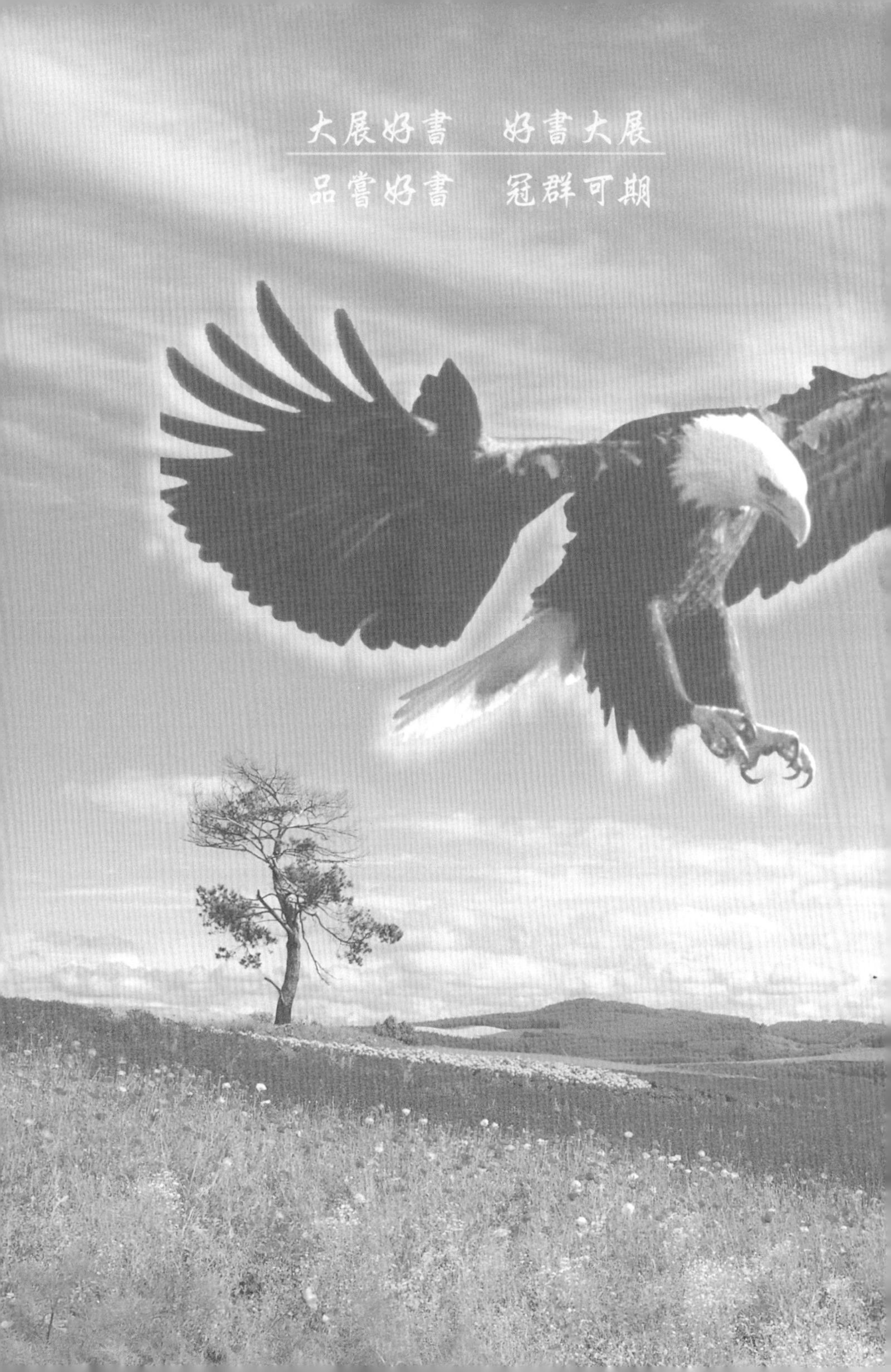
大展好書　好書大展
品嘗好書　冠群可期

腎臟病預防與治療

健康加油站 34

崔毅 主編

大展出版社有限公司

序　言

當你玩連想遊戲時，碰到「腎臟」、「腎臟病」，你會連想到什麼呢？

在我們的身體中有許多的內臟器官，有自己可以感覺到的器官也有不知在何處我們常弄不清楚的。心臟，只要我們把手貼在胸前就可以感覺到它的跳動，快跑時脈搏加快，心臟咚咚地跳動聲非常清楚，它也是身體中相當重要的器官。心臟顏色為赤紅，它代表陰陽中的陽、冷熱中的熱、動靜中的動。

另一方面，肝臟與腎臟同樣是重要器官，不過它們並不像心臟一樣的讓人實際地感覺到，我們總弄不清楚它在那裏，扮演什麼樣的功能。腎臟實際上也是二十四小時無休地，默默地在工作著，它在保持身體環境的一定性，維持著生命。

至於腎臟病，給人的感覺多半是浮腫、臉色蒼白、安靜、飲食清淡……

…等等；的確，慢性腎炎就是如此的病症。然而，這樣的連想並非單單只是腎臟病獨有的特徵。

腎臟病的種類非常地多，也有許多不需要安靜與飲食療法的，甚至有過於靜態反而誘發症狀。像腎結石，長期躺臥，容易產生脊髓損傷、結核等的人反而會患得，結石也易變大。小結石沒有其它疾病，跳跳繩等就會自然排石了。

腎臟病並不是完全一樣的。

從這本書當中例舉了腎臟病的種類與特徵，希望能帶給你一些認識與幫助。

目錄

第二章 發生症狀時

第三章 從腎臟到尿路的組織與功能

第四章 腎臟與尿路疾病的檢查

第五章　腎臟與尿路疾病

第六章　人工透析與腎臟移植

第七章　腎臟病患者的生活

第一章

認識腎臟病

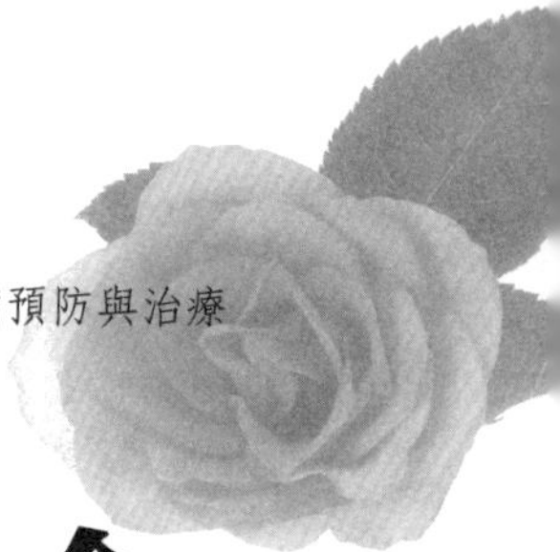

今日的腎臟病

在我們身體裏，肝和腎扮演著重要的角色。

中醫有所謂的五臟六腑，腎臟、肝臟、心臟被認為是三種特別重要的內臟器官。這裏將針對腎臟與尿路疾病做一個詳細的解說。

腎臟的組織、構造、功能、障礙與疾病等等，我們若能有所認識，就可以預防疾病的發生。

以上種種將從第二章開始依序說明，此章先就今日的腎臟病與治療及將來的展望等，做概略的說明。

腎臟病各式各樣

藥物、飲食治療的內科疾病與泌尿科的外科疾病

大家對於「腎臟不好」有著什麼樣的感覺呢？大部分是臉與手腳浮腫、臉色蒼白，每天食不知味那樣陰鬱的印象吧！

當然，所有的病都不會是精力旺盛、心情愉快的，不過，和其它疾病比起來，腎臟病似乎是較為悲慘。

腎臟病並非只有一種，最具代表的是腎炎，細分起來也有幾十種。而即使是腎炎，它也有許多種類。

那麼，腎臟病又有那些病症呢？大致上可以分為以下幾種。

腎臟病一般區分為內科，即靠藥物、飲食治療的一種；和外科，相當於泌

尿科，這二大類。

內科和小兒科的腎臟病代表是腎炎。比較為人類熟知的是線球體腎炎和間質性腎炎。即線球體或尿細管直接製造尿的構造間組織的炎症，或集尿的腎盂產生細菌、疾病進入到間質的腎盂腎炎。

在此僅就腎臟病代表的線球體腎炎略加解說。

●線球體腎炎（Glomerulo nepbritis）

第三章的「腎臟組織」所說明的，就是從血液過濾出體液、製作尿液之源工作的小單位，這些都是在線球體中進行。因為像毛線球的樣子，所以被稱為線球體。

扁桃腺因細菌的侵襲而腫了起來，在這裏所產生的毒素循環於身體中，而後附著在線球體上，於是線球體就產生發炎的症狀。結果尿液中的蛋白漏出，無法達到完全製造尿液的作用，因而產生腫脹的現象。

線球體腎炎進行的速度相當快，數個月間腎臟可能就不行了，所以，一定要接受透析。也有所謂的快速進行性腎炎這種可怕的疾病，另一方面也有得了腎炎但沒有任何症狀，偶爾的尿液檢查也沒有異常，自己也不會覺得有任何不適，就這樣活到七老八十。

線球體腎炎的種類和性質、間質性腎炎、腎盂腎炎和泌尿科的腎臟病，第五章也有一些說明。

腎臟病的發病頻度

檢尿系統確立可以較早發現，腎炎死亡率低

這樣的疾病發生在多少人身上呢？很難有一個正確的統計，但從多方面的調查可以推測出一個概括。

近來，疾病的預防和及早發現避免引起重症等，是比疾病的治療更受到重

視，即所謂的預防醫學。

以日本為例：腎臟病同樣的在小學、國中、高中每年都有一次尿液檢查的義務。對於幼稚園、大學、主婦、老人的健診更是擴大實施，可以說相當有成效。

從這種尿檢中可以發現蛋白尿和血尿，即被稱為機會蛋白尿、機會血尿，在第五章有詳細的說明。

尿檢不是只有一次，要反覆地進行。蛋白持續的孩子或成人有「腎生檢」這種方法，對腎臟的疾病做最正確的調查報告。腎生檢是使用特別的針，取微量的腎臟組織，從組織的變化中診斷。

把這些報告綜合起來看，幼稚園小朋友在千人中佔〇・五人；小學生是千人中有一人；國中、高中生千人中佔一～二人；大學生千人中有二人，腎臟病的百分比隨著成長而升高，但到社會人反而降為千人中佔〇・三人。

腎炎中什麼樣的病佔多數呢？在孩童方面，第一是中間血管增殖性腎炎，第二位是膜性增殖性腎炎。成人方面，第一位同樣是中間血管增殖性腎炎，第二位是膜性腎症和膜性增殖性腎炎。

像這樣從尿蛋白發現腎炎的人，接下來的步驟又是什麼呢？雖沒有進行大規模的調查，但仍有供參考的十年追蹤調查報告。

根據這樣的調查，治癒者有百分之十左右，百分之七十的人沒有特別地惡化，剩下的百分之二十的人，非常遺憾的腎臟功能低下、形成高血壓，有些人甚至死亡。

腎炎的死亡率，根據過去的統計是逐年下降的，最近這二年日本厚生省發表的死亡原因順位表發現它已佔居第八位。

腎炎以外的腎臟病，根據死亡者的解剖報告，腎盂腎炎有百分之〇．五。泌尿科疾病代表的腎結石，在一九七五年千人中也有〇．七人。

此外，在腎臟的畸形方面，片側尿管有二條即所謂的重複尿管，可以說幾乎沒有什麼大害，加上沒有產生症狀的將近二％左右。

腎臟病近來的種種話題

糖尿病性腎症、腎硬化症有增加的傾向
新的治療法漸漸地進步

從紅血球的形狀可知血尿的出處

腎臟及尿路疾病、糖尿病等等疾病的發現最簡單，而且很重要的方法就是尿檢。檢查尿液若發現蛋白尿、血尿、糖尿等，要有進一步的詳細檢查與診斷。

現今，即使發現了血尿，真是腎炎等等的出血?或是腎盂、尿管、膀胱等尿路疾病?都需要各項的檢查。有時候對於患者來說可能是相當痛苦的，但不如此做實在很難找出病因。

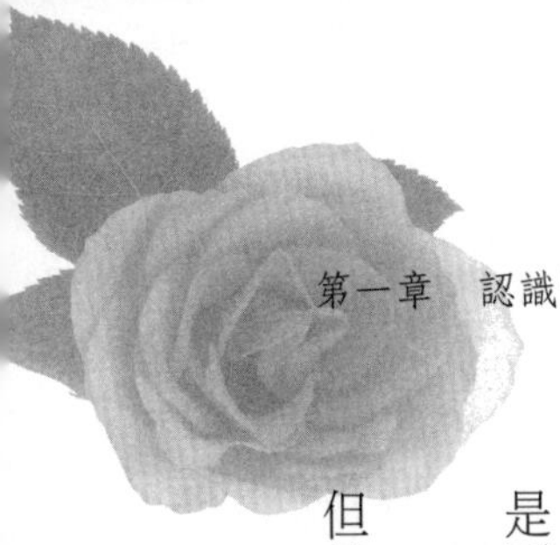

最近，從尿液中紅血球的形狀就能找出是腎臟的線球體或尿細管的東西，或者是尿路的出血都可以發現。線球體或尿細管的出血，因為必須通過彎曲的尿細管，紅血球會扭曲變形；從膀胱等尿路的出血，紅血球是普通的形狀——和甜甜圈類似，中央呈凹形圓盤。

從普通的顯微鏡中就可以看到，使用位差顯微鏡看得更清楚。這樣一個單一的檢查，即使不做腎臟到膀胱、尿路的完全檢查，也能大略地知道是內科的腎炎出血或是泌尿科疾病的尿路出血。

過去並非惡質的IgA腎症，現今……

腎炎中像中間血管增殖性腎炎這種難念的疾病名稱是相當多的，在特殊的免疫染色上，日本人就有中間血管增殖性腎炎其中一種所謂的IgA腎症，而且是不在少數。這在以前就有人提出來了。

這種IgA腎症在以前並非惡質的疾病，使腎臟作用惡化的情況相當的少，但是，根據最近的經驗並不是如此。相當多的IgA腎症例，使得腎臟的功能惡化，不得不接受透析檢查。

透析患者的二成因糖尿病性腎症引起腎不全

談到透析檢查，就最近增加的疾病來說，糖尿病性腎症是一定要提的。

台灣人隨著生活水準的更加提升，飲食生活漸趨歐美型，於是卡路里吸收過量，接著而來的就是糖尿病患者增加了。而糖尿病最令人困擾的就是全身的微細血管會漸漸失去它的作用。特別容易成為它受害的目標的，就是眼睛的網膜和腎臟的線球體、手腳神經周圍的細動脈。

年年增加的糖尿病性腎症，
糖尿病的人要注意了！

糖尿病若沒有一個良好的控制，會侵入腎臟的線球體，於是線球體就開始硬化、尿液蛋白就漏出。蛋白尿若如此持續十年，糖尿病性腎症會惡化、腎臟機能低下，且陷入尿毒症中。

根據透析療法學會的調查，接受透析療法的第一位，在以前同樣受到慢性線球體腎炎的侵害，如今它的百分比年年低下，取而代之的是糖尿病性腎症的增加，爬上第二位。

現在，接受透析的人有二成是因糖尿病性腎症的腎不全。

還有一個增加的病症就是腎硬化症。排行在第五位，百分比是年年增加。因為是高齡者的高血壓所引起的病症，可以說是人口高齡化的象徵。

腎結石靠體外衝擊波結石破碎術ＥＳＷＬ

泌尿科疾病受到注目的話題，是泌尿科疾病最多的腎結石治療。腎結石是礦物質的沈積，在尿道各處可發現。所謂的ＥＳＷＬ，從體外集中能源在結石上，破壞腎臟結石的方法。

這種體外衝擊波結石破碎術ＥＳＷＬ，實際上是拜希特勒之賜。

希特勒，眾所皆知是納粹黨的首領，他挑起瘋狂的戰事，當情勢漸趨潰敗時，殘暴不仁道的行為於是開始展開了。他命令多尼爾社致力研究於如何集中強力的能源，在攻擊敵軍的戰車時只把敵兵殺害，而不會毀壞戰車的方法。

不過，這個只顧自我利益的想法並未實現，因為不久之後希特勒就在柏林被追捕而自殺身亡。

多尼爾社同樣面臨破產的狀況，勉勉強強地持續著衝擊波毀壞目標物上的研究。終於在一九八〇年，發明了靠著能源的集中可以破壞身體中的硬物，像石頭或骨頭之類的，而且不會傷害到腎臟、肌肉這些柔軟部分的方法。這就是ＥＳＷＬ。

能源的來源有電力、超音波、微量火藥等等。原來的腎結石手術是相當困難的，常會出血過多、腎臟功能低下，使患者非常困擾，自從ＥＳＷＬ發明之後，不需要動手術就可以把腎臟結石破壞成粉末碎石，再沖出體外。

希特勒雖然使得人類歷經第二次世界大戰的浩劫，但這個ＥＳＷＬ可以說是他留給人類一個小小的幸福遺產。

腎細胞癌和腎性貧血的生物工學

隨著科技的進步，也給予了醫學上許多的開發。像濾過性病原體的抑制因子等，使用生物工學所發明的藥物，可以運用在多種癌症的治療上。

腎臟癌，即腎細胞癌沒有超過所有惡性腫瘤的百分之二～三，往肺、骨高效率地移轉，手術後十年、二十年還有再發的可能，而且普通的抗癌劑幾乎沒有效果。

濾過性病原體的抑制因子，對於至今沒有接受過抗癌劑、放射線治療的腎細胞癌的轉移巢，可以說相當有效。我們也可以期待靠著生物工學的研究出更強力的抗癌劑。

談到腎臟的癌，它出現在透析患者萎縮的腎臟囊胞上，腎臟也會一度地腫起來，而且從囊胞中還會產生比普通人高五十倍速度的腎細胞癌的生長情況。近來，此一情況的發現也成為話題。

這種後天性多囊胞腎和慢性腎炎等，都是有必要接受透析的，它和先天性的囊胞腎不同。後天性多囊胞腎和遺傳等沒有關係，因慢性腎炎等原因，必須接受透析的比較年輕的男士，在接受透析的五年、十年間，腎臟會產生許多的囊胞，而且和先天性囊胞腎不同，會形成一種病症。

還有一個和透析有關的是，治療腎性貧血的ＥＰＯ紅血球蛋白質這種荷爾蒙，可以靠著生物工學來取得。

ＥＰＯ它有製造紅血球防止貧血發生的作用。普通是在腎臟中製造，腎不全時這種ＥＰＯ也無法製造，紅血球會減少至普通人的三分之一，形成相當嚴重的貧血。因此，即使接受透析，上下樓梯都會覺得氣喘，平常生活的恢復相當困難。

令人可喜的是，日本的製藥公司也參與了開發，從特殊的動物細胞中漸漸找出製作的方法。在一九九〇年四月，也開始在健康保險中使用。

這個ＥＰＯ在透析特別的注射後，貧血在一個月左右就可以漸漸轉好，能工作也能運動。因此，它可以說是生物工學的一項有益人類的產物。

腎移植的成功率因新藥的發明而有劃時代的進步

對腎不全的人來說，透析的確具有劃時代的貢獻，即使連一滴尿也不能自行製造，仍有辦法活個十年、二十年的。藉由ＥＰＯ的幫助，很容易就能恢復你的正常社會生活。

但是從針頭、滴管，滿是儀器的這些東西來看，實在是叫人一點都不會感到愉快。

最理想的是有一個健康的腎臟，沒有什麼方法能比得上腎臟移植。

要使腎臟移植成功，排斥反應的抑制是有必要的，**cyclosporine** 抑制排斥反應的藥物使用，對於移植成功率的提高有很大的進步。在第六章有詳細的說明。

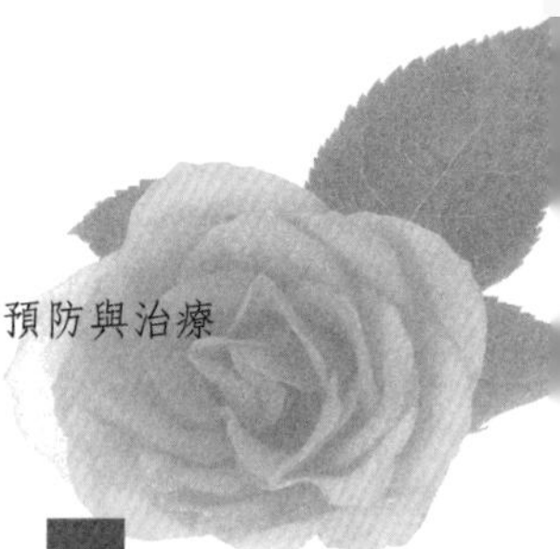

努力不懈的成果

藉由研究急速進步的分子生物學與生物工學之助透析與移植已非昔日可比

不管腎臟病的治療多麼進步，最好的還是不要有病，所以，預防是最重要的。

在腎臟病的預防方面，有十年左右的時間日本可以說是世界先驅，它可以做出非常進步的健康診斷的尿檢系統。根據學校保健法與勞動安全衛生法，從小學生到高中生與社會人士都有進行尿檢的義務。

在一次尿檢發現蛋白、血尿、糖尿時，要在二次尿檢時確認，再進一步接受第三次精密的檢查，而後根據委員會的判定再進行詳細的X光照射、腎生檢等等診斷系統的活用。

除此之外，還有幼稚園的健康檢查、學校的尿檢、成人病健診、老人病健診、短期住院的健康檢查，利用各種的方法對日本所有的國民進行尿檢。藉由這些檢查把隱藏的蛋白尿、血尿、糖尿找出，調查其原因並進行適切的治療，它可以事先預防腎臟病的進行，防範於未然；對於腎臟病的惡化、腎不全的防止都有成效。

由於此系統的確立，使得現在十歲～三十歲的人除了先天性異常外，慢性腎炎等必須接受透析的年輕人顯著地減少。

在現今的制度上，發現初期的疾病若能完全治癒是最理想的，但遺憾的是現在的醫學水準，不能完全治癒的疾病仍相當的多。不過，我們相信將來的醫學將會更進步。

現在，分子生物學以非常之勢持續地發展，基因的疾病預防與治療是有可能的；炎症、感染、癌等的免疫組織也相當的明確；分子生物學的診斷與治療亦漸趨可行，所有的只是短期間的等待。

腎臟病的終站腎不全的治療，透析與移植已是舊話，若服用因應身體狀態的藥物，在腸中就能把血液淨化。

為了體液紊亂的矯正，使用離子交換樹脂迫使有毒的鉀離子排出體外，讓心臟不致停止；或使用特殊的活性炭或樹脂，來去除在腸中所以形成尿毒症的物質，這樣的治療也已經在進行了。

●中間血管增殖性腎炎　線球體的血管與血管之間的細胞增加的疾病。

●膜性腎症　從顯微鏡中可以看到，線球體的基底膜的部分肥厚。

●膜性增殖性腎炎　隨著膜性腎炎的變化、細胞的數目也增加，有蛋白尿和血尿的持續症狀。

●IgA腎症　中間血管增殖性腎炎的一種。線球體以特殊的方法（免疫染色）染色時，線球體的中間血管部分有IgA這種免疫反應物。

第二章

發生症狀時

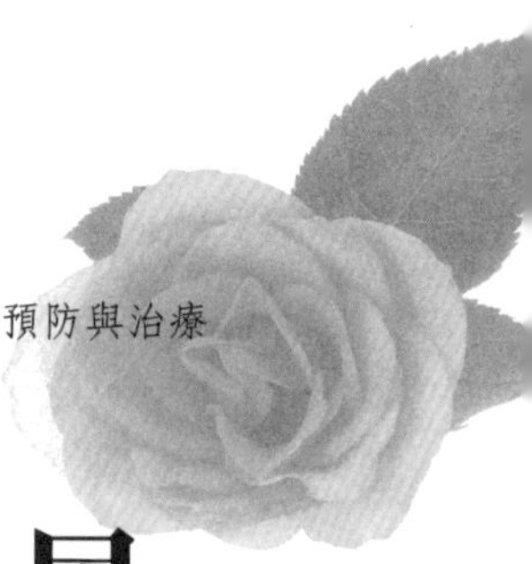

尿液異常

尿液是衡量健康的尺度，特別是腎臟與尿路疾病的訊息源

腎臟的組織和功能，稍後會談到，先就腎臟和尿路的疾病疑問談起。其中最具代表的是「尿液異常」。

尿液是健康狀態的測量計，從排出含有體內訊息的尿液，就可讀出許多東西。

尿液對於人體的狀態保有一定的作用，學術性的說法是「內部恆常性的保持」。尿液這種東西，並不是一定的，它會隨著身體的狀況而改變。像喝許多水，為了要保持身體內部狀態的一定，就會將多餘的水排出，尿液相對的也就變稀薄了。同樣的，在你早上起床的尿，因為在睡眠中濃縮的關係，尿液也就

■血尿、膿尿、細菌尿

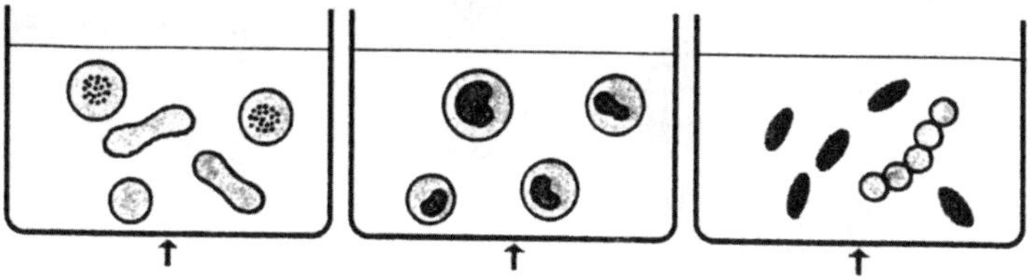

血　尿	膿　尿	細菌尿
尿中混有紅血球。有肉眼的血尿和顯微鏡的血尿，還有摻雜其它症狀的。	尿中含有白血球（膿球）。因細菌等病原體而發生的尿路感染症。	尿中混有細菌，用肉眼看不到，要用顯微鏡檢查才可看見。

變濃。而當你沒有攝取很多的水分，又流了許多汗時，尿液也會變濃。

這樣的變化顯示腎臟的運作正常，假如尿液都沒有什麼變化，腎臟功能可能就不太好了。

健康人的尿液，是把人體不需要的老廢物和鹽類溶在水中；不過，腎臟或尿路若有病，尿液中會含有健康人尿液中沒有的物質、蛋白質、紅血球、白血球、細菌等等。若能收集異常尿液，也就能夠發現腎臟和尿路的疾病。

尿液的異常，從我們的日常生活中目測就可察知，再從健康診察和醫學檢查可以獲得詳細的成分分析。

暫且先不談尿檢，首先應該認識的是「尿液為健康的衡量尺度」及「腎臟與尿路疾病的資訊源」，從日常的生活中就該養成檢測自我尿液的習慣。

為了讓大家都能了解到自我尿液的異常現象，下例說明可供參考。

尿液異常有尿量多的多尿，少量的乏尿、無尿，上廁所次數增加的頻尿，次數非常少的稀尿，尿液混濁的混濁尿和混有血的血尿等等。

尿 色

透明感很重要，混濁時表示有疾病

尿液的顏色是自我檢查的重點，從顏色上可以判斷是否異常。

尿在正常的情況下是淡黃色的、沒有雜質，當尿液混濁就該懷疑是否有腎臟或尿路的疾病了。從尿液狀態可以看出腎臟的功能、身體的狀態，所以才有尿液是衡量健康的尺度這種說法。

尿液中含有血液、膿、細菌、鹽類、精液、脂肪等，就會變得混濁。有些是不用擔心的，但大部分都是表示有病。特別是含有血液（紅血球）的血尿和濃（白血球）的膿尿，是最具代表性的混濁有病尿液。

血尿從淡粉紅到像可樂、咖啡、番茄汁，甚至到鮮紅色，有各種不同的樣子。有時候還有血塊，這也正意味著有腎臟、尿道出血的疾病存在。有很多疾病的可能，腎臟病方面則以急性腎炎、腎臟結石、腎臟癌等為代表。腎臟以外有尿管、膀胱、尿道、前列腺（攝護腺）的疾病。

膿尿則表示著腎臟或尿路的發炎。腎盂腎炎、膿腎、腎臟結核等，腎臟以外有膀胱炎、膀胱結石等。

■正常尿色

顏色從淡黃色到深黃色都有，而且是透明的，這一點非常重要。用集尿杯裝著的話，你可以看到對側，很透明、澄澈，但不是無色。

表 1　尿液色調及其原因

色　　調	原　　因
無　色	稀釋尿（正常）
麥稈～琥珀色	正常
橙　色	濃縮尿（正常）
深　黃	維他命 B_2 服用時
褐色～綠褐色	尿膽素、新抗體精（肝疾、黃疸）
紅～紅褐混濁	紅血球（血尿）
紅～紅褐色	血色素（血色素尿）
褐色，放了變黑	黑色素
鹼性紅褐色	大黃、旃那服用時
鹼性紅色	酚酞、緩下劑服用時
綠～青色	綠膿菌的尿道感染
綠黃螢光	維他命 B_2 服用時
浮白色混濁	脂肪尿（象皮病）

■非正常色

污濁、不透明的尿液，有很多種。舉其特徵者有以下幾種。

●紅色尿　稱為血尿。尿液中出現紅血球，顯示腎臟或尿道的某部分出血。

不過，服藥後尿液也有可能變紅，不必太在意。

●白色尿　稱為膿尿。尿中有白血球，表示腎臟或尿路有發炎的現象。

白色混濁的尿液有的是尿中的無機質製造鹽類結晶，叫做鹽類尿，這種不必擔心。尿液中的燐酸鹽、蓚酸鹽、尿酸鹽、炭酸鹽等鹽類在過分飽和時就會溶解，排尿後、PH（試紙。顯示溶液的酸性、鹼性的程度數據）和溫度的關係形成鹽類結晶，所以是白濁狀態。

●**茶色尿**　有黃疸的可能。這也是發現肝臟疾病的開始。

●**鮮黃色尿**　服用含有維他命B_2的飲料或藥劑，不用太擔心。

●**橙色尿**　很多時候是受到瀉藥、解熱劑、驅蟲劑等等的影響而成為著色尿，不必太擔心。

要特別注意的是血尿與膿尿，針對這兩項在此稍做解說。

■血　尿

血尿的疾病有許多種，和重大疾病有相當關連

尿液中紅血球混雜，意味著有腎臟或尿路出血的疾病。

尿色變紅，用肉眼就能看清楚的血尿和看起來不透明的尿，實際上經由顯微鏡就可以照出紅血球，這是顯微鏡血尿。

顯微鏡中初發現的血尿，和肉眼的血尿相比較，紅血球量較少，不過仍然是有病的。顯微鏡血尿常常在健康診察和集團檢診中發現。

所謂的血尿有一個「症狀」，不是只有產生一種疾病，是多種疾病症中的一個。

形成血尿的疾病，實際上有很多種。

在泌尿科的疾病方面有尿路感染症、尿路結石、尿路腫瘤最具代表。尿路感染症佔血尿的二五％，年輕人居多；尿路結石約佔二五％，和年齡層沒有關係；尿路腫瘤約二十％，中高年人趨多。

這樣的血尿疾病，除了有年齡差別之外還有男女的差別。尿路結石大多是男性，年輕者的尿路感染女性呈壓倒多數。

除此之外，還有外傷、結核、遊走腎、突發性腎出血。

另一方面，在內科疾病上有線球體腎炎、IgA腎症、腎硬化症等主要產生血尿的疾病。

要注意無症候性血尿

血尿沒有帶來其它症狀者為無症候性血尿，有症狀的則稱症候性血尿。

血尿中最需要注意的就是無症候性血尿。無症候性血尿，除血尿以外，身體沒有什麼症狀，於是就不會去檢查，常會因而延誤病情。特別是過了四十歲的中高年人，尿路的癌症——腎臟症、尿管癌、膀胱癌、尿道癌都有增加的現象。此外，血尿還有停止一～二次的現象，因而就會忽視它。

然而無症候性血尿並非就一定會引起惡性疾病。而水腎症、遊走腎、囊胞腎、突發性腎出血等也有可能發生。

症候性血尿因症狀的種類，各有不同的疾病。血尿疼痛（腰痛、腹痛、背痛）有名的尿道結石，特別是腎臟結石和尿管結石。血尿的排尿痛，以膀胱炎為代表。血尿的排尿困難是前列腺肥大症和前列腺癌。還有血尿的浮腫、血尿高血壓、線球體腎炎等等的疾病。

無症候性血尿、症候性血尿二者都有肉眼可辨別的血尿和顯微鏡血尿。和症狀的有無無關，和血尿多寡也無關，接受檢查了解其原因是很重要的。

引起血尿的腎臟疾病

腎臟的內科疾病產生血尿的，有各種急性線球體腎炎、IgA腎症、腎硬變症候群、腎硬化等疾病。

內科的腎疾除了血尿外，還有蛋白尿的特徵。

泌尿科疾病所引起血尿的腎臟疾病，有腎臟癌、腎盂癌、腎囊胞、腎臟結石、腎盂腎炎、腎臟結核、腎外傷、突變性腎出血。和內科的腎臟疾病不同的是蛋白尿，屬輕度的。

膿　尿

細菌是尿路感染症的原因
基礎疾病隱藏時不易治療

膿尿是尿中出現白血球，顯示在尿道的某處發炎。細菌引起的尿道感染，主要的疾病有腎盂腎炎（腎盂炎）、膀胱炎、尿道炎等等。

尿路感染症有單純性的和複雜性的。複雜性引起尿路感染原因的隱藏性基本疾病存在著，單純性則沒有。

而且單純性的疾病治療比較簡單，複雜性疾病則很難治癒，即使治好了也很容易再發的，這是它的特徵。若不去除其原因是很難令人安心的，在慢性腎盂腎炎項中將會詳加敘述。

尿量異常

過多、過少皆異常
一日尿量約一千五百毫升

腎臟所製造的一日排泄量約一千五百毫升左右，男性比女性多。大約一分鐘有一毫升的尿量製造。尿一旦貯存於膀胱裏，在某一程度後就會排尿，一次的排尿量約三百毫升左右。健康的人一天的排尿數大約有五次。

因為尿液為生物體內部環境保持一定而製造的，所以不是一定的。它受到水分的攝取量、飲食的質與量，發汗的程度、運動量等的影響。而且在夜間就寢中，由於荷爾蒙的作用，腎臟所生成的尿液會減少。

尿量異常方面，一日尿量在三千毫升以上為多尿，四百毫升以下為乏尿，一百毫升以下稱之為無尿。

■尿量的異常

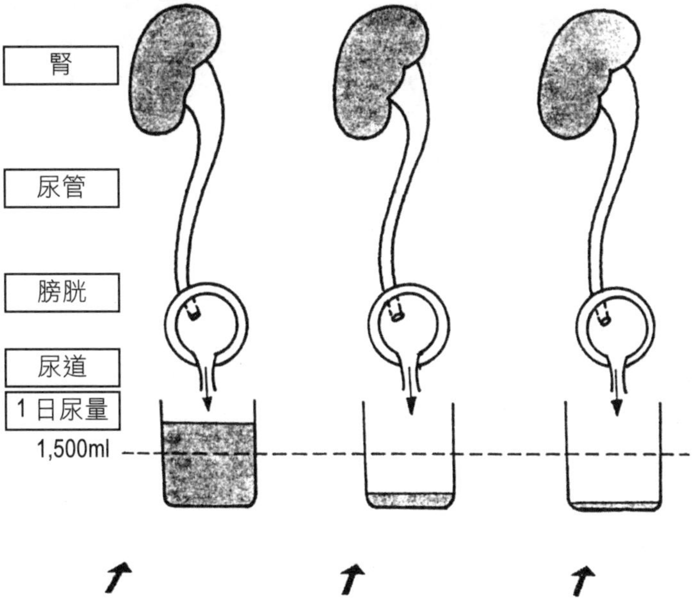

多　尿

3,000ml 以上

正常以上的尿量稱為多量。

糖尿病、慢性腎炎、尿崩症、醛脂酮症、多飲等原因。

乏　尿

400ml 以下

一日的尿量在 400ml 以下稱為乏尿。

因腎臟本體的疾病無法生成尿液，也會引起進出腎臟的血液量減少、尿流閉塞的疾病。

無　尿

0～100ml

一日尿量 0ml，在臨床上 100ml 以下。

乏尿疾病的惡化和無法製造尿液。

多尿從飲用大量水分引起的生理現象，到內分泌系統的疾病尿崩症、糖尿病、醛脂酮症，腎臟的尿液濃縮力低下的慢性線球體腎炎、萎縮腎、水腎症、囊胞腎等，病因有很多種。

一日尿量非常少的乏尿，水分和飲食中極少攝取的情況外，急性腎炎或腎硬化症候群、農藥或藥物的腎臟障礙等，腎臟自體會失去生成尿液的能力。

到達腎臟的血液量減少，尿液原料濾過血液少也會引起。大量出血和衝擊亦會受害。腎臟生成尿液，尿管會閉塞，膀胱的尿液無法生成時會變成無尿。

排尿次數的異常

原因很多，心情緊張也會引發

一天的排尿次數會隨著尿量的多少、生活方式、習慣等每天有變動，也有個人差別。此外，心情的緊張也會有異。相信很多人在考試前都有尿意的經

表2　頻尿的疾病

①尿量增加	多飲、糖尿病、萎縮腎、尿崩症
②膀胱容量減少	膀胱萎縮、膀胱癌、膀胱結石、膀胱血腫、子宮肌瘤和癌
③膀胱有效容量減少（殘尿的存在）	前列腺肥大症、前列腺癌、膀胱頸部硬化症、神經因性膀胱、尿道狹窄
④膀胱・前列腺・尿道的被刺激性亢進	膀胱炎、前列腺炎、尿道炎、神經因性膀胱、前列腺肥大症
⑤心因性	神經性頻尿

驗，而當心情穩定下來時也就沒有尿意了。

一次排尿量約有三百～四百毫升，所以，一天有四～六次，睡眠時〇～一次的排尿次數相當正常。

一天有十次以上的排尿稱為頻尿，前述多尿的時候尿量異常的多，當然會變成頻尿。在有腎臟疾病、糖尿病、尿崩症等時會出現。

不過，頻尿最具代表的疾病就是膀胱炎了。腎臟引起發炎的腎盂腎炎，併發膀胱炎後會變成頻尿。尿道的疾病，膀胱炎外膀胱結石、膀胱癌的膀胱疾病的情況，會引起前列腺肥大症，特別是

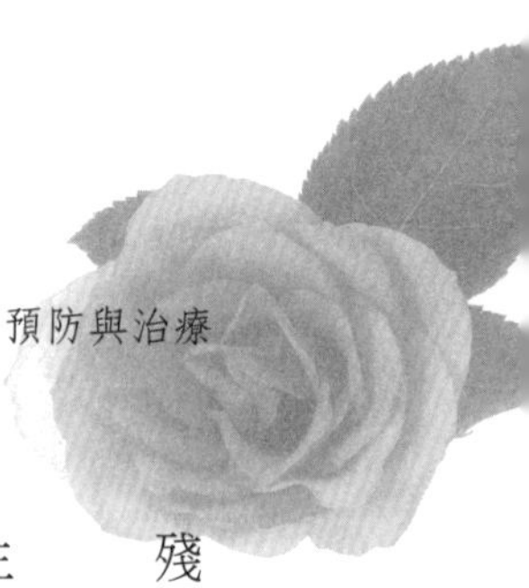

殘尿。

日間頻尿方面，大半因情緒的緊張而引起神經性頻尿，夜間就沒有再發生。相反地，只有夜間的頻尿引起，這是由於前列腺的肥大症。

排尿次數極端地減少是為稀尿。像是前述乏尿時、脫水、腎臟的功能有高度障礙時都會發生。尿路的疾病也有可能因膀胱作用神經的異常，沒有感到尿意而變成稀尿。

■排尿的異常

腎臟疾病的擴大尿液通路變窄

■排尿痛

排尿伴隨的膀胱或尿道產生的疼痛（陣痛或劇痛）。

表 3　排尿困難的疾病

①膀胱的疾病………	神經因性膀胱、膀胱頸部硬化症、膀胱結石、膀胱異物。
②前列腺的疾病……	前列腺肥大症、前列腺癌、前列腺結石、前列腺炎。
③尿道的疾病………	尿道狹窄、尿道結石、尿道腫瘤、尿道憩室、尿道異物。
④其　它……………	神經的要因、藥物副作用。

腎臟的疾病也會擴展為膀胱和尿道的病變，於是產生排尿痛。像腎臟結核擴大到膀胱，併發膀胱結核引起排尿痛。

一般說來，排尿痛是膀胱或尿道疾病，特別是發炎所引起的。膀胱炎和尿道炎是代表。

膀胱炎在排尿終時會感到疼痛（稱終了時排尿痛）、尿道炎則在排尿開始時感到痛（稱初期排尿痛）。依痛的種類可以區分出疾病。

■排尿困難

尿液很難排出稱之為排尿困難，然而，排尿困難也有很多不同的感覺。排尿的時間很長、想要排尿，但久久才尿出來、尿液排出量變細、尿不乾淨等種種情形。

尿從膀胱到尿道後排出，通路如果狹窄的話，尿液是很難出來的。前列腺肥大症、前列腺癌、尿道狹窄的疾病就是如此。

當膀胱排尿的力量變弱，緊閉尿道的肌肉就無法順利地運作，尿液就很難排出。神經因性膀胱、膀胱頸部硬化症等都是。

■尿　閉

排尿的狀態變得更困難，膀胱積存的尿液無法全部排出，形成所謂殘尿的狀態。而且也可能變得更嚴重，以至一滴尿也沒有排出，這就稱為尿閉。下腹滿尿會因而鼓起。

疾病和前述的排尿困難相同，有前列腺肥大症、尿道狹窄、膀胱結石等。

■尿線的中斷

本來尿勢頗大，突然就中斷了。膀胱結石在尿道聚結時、膀胱癌塞在膀胱的出口、膀胱的血塊積在尿道等。

■二段排尿

排完尿後又立刻排，稱為二段排尿。膀胱憩室的膀胱中多餘的袋裏積存，膀胱的尿液先排出後，餘袋的尿液再排出。

■尿失禁

尿液在非自我意志下排出的狀態。尿道緊閉的肌肉失去功能，隨時都可能排漏，在咳嗽、打噴嚏、跳躍等，腹壓急速增加時，尿意無法強加抑制，來不及上廁所等等狀況都有。

夜尿症則指夜間睡眠中排尿抑制低下，會因而漏出尿液。

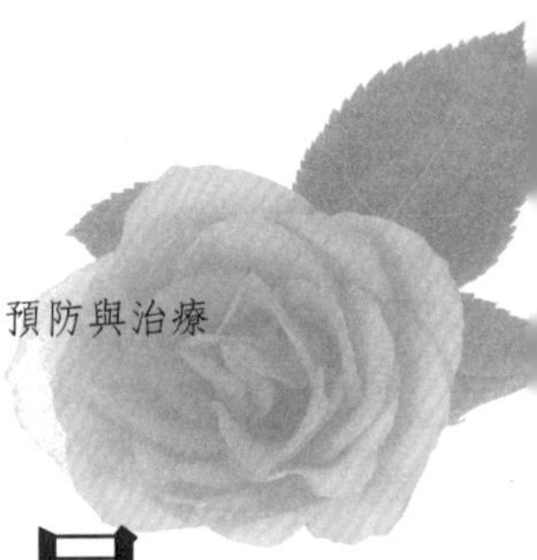

尿液以外的異常

它暗示著許多的疾病
應該立刻接受專門的檢查

浮腫

產生浮腫是急性腎炎和腎硬變症候群

有浮腫現象時總會讓人想到腎臟的問題，而浮腫可以說是腎臟疾病症狀的代表。不過浮腫的現象除了腎臟疾病以外，心臟不好、肝臟不好也會出現的。血液蛋白的異常、荷爾蒙的異常、維生素缺乏都會如此。

產生浮腫的腎臟疾病，有急性腎炎和腎硬變症候群。急性腎炎從眼瞼開始到下肢「小腿」部分，甚至擴大到全身。慢性腎炎並不像急性腎炎那麼清楚，從什麼時候開始浮腫的也有不知道的情況，常常就這麼腫起來。

腎硬變症候群浮腫嚴重是它的特徵，不過不像急性腎炎那樣快速。其擴展情況會從髮際部分到外陰部、胸部中（稱為胸水）、腹部中（稱為腹水）都積存水分。

腰痛

激痛與脹痛的病症有不同

腎臟部的疼痛是由腎臟疾病和尿管疾病所引起的。腎臟位於腰部附近、腹部後側、背骨的兩側，疼痛從背部到側腹部。嚴重的時候會沿著尿管到下腹部。

■疼痛部分

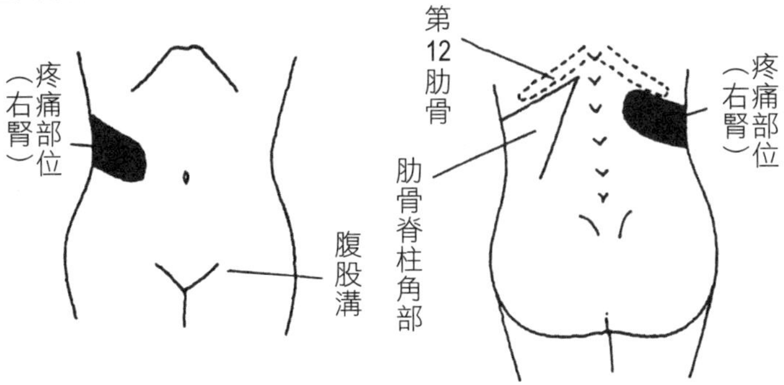

腎臟的疼痛從側腹部到下腹部腹股溝
圖為腎痛的部位

尿管的疾病也會使得腎臟疼痛，大部分是因尿管閉塞、尿液積存在更上部，帶來腎臟壓力的上升，腎臟脹滿所以感到痛。

腎臟疼痛分為二大種類。疝痛，突然引起的激烈疼痛，流油汗、噁心、想吐。腎臟的結石落入尿管中即會如此。

腎臟和尿管結石以外，腎盂和尿管癌、水腎症、遊走腎也會引起。和腎臟出血的血塊塞在尿管的結石疼痛是一樣的。

還有一種痛是鈍痛，總有些鬱閉、沉重的感覺，主要是在腎臟發炎（腎盂腎炎和膿腎症）、腎臟急速變大（水腎症和腎臟癌）時引發。

■腫　瘤

腎臟腫大和下垂的疾病

腫瘤依產生的部位不同顯出不同的病症。腹部、特別是側腹有腫瘤、塊、腫脹時，包含著腎臟的疾病。腎臟變大的疾病，有兩側性的囊胞腎、片側性的水腎症、腎臟癌。此外，腎臟下垂的遊走腎腎臟也有腫瘤。

■高血壓

什麼原因的高血壓會使腎臟變惡

腎炎和腎血管性高血壓的腎臟疾病會引起高血壓。不過高血壓在腎臟疾病中並沒有特別的症狀。高血壓最多的是原因不明的本態性高血壓，此外，心臟的疾病、荷爾蒙異常、體液的不平衡等也會產生高血壓。

但是，高血壓和腎臟關係可怕的是，不管什麼原因的高血壓，持續或放著不管，是會併發腎硬化症。這會使得腎臟功能低下。

有高血壓也會產生頭痛、肩膀酸痛、眩暈、心臟急速跳動等症狀。

■貧 血

腎臟無法製造造血荷爾蒙，會形成腎性貧血

貧血也和腎臟的疾病有比較密切的關係。腎臟功能不好時，無法製造出造血荷爾蒙（稱為ＥＰＯ），於是腎性貧血就造成了腎臟障礙。所以，腎臟功能不好的人總是面如土色的。

腎炎和腎硬變症候群，雖然腎臟功能並不低落、貧血並不嚴重，但是仍會

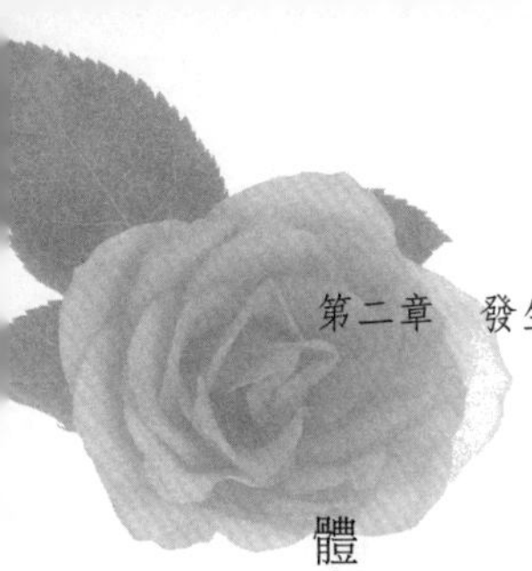

有臉色不好、有一張貧血似的臉。

■視力障礙

最初的症狀可能會有視力低下的現象

腎臟的疾病和視力有重大關係的。慢性腎炎、腎硬化症、糖尿病性腎症、慢性腎不全等，最初的自覺症狀是視力低下的還不少。即時沒有自覺症狀，在眼底也會產生變化。

眼睛閃爍、看東西模模糊糊，像眼前有片雲一般，有這種症狀顯現。

無症狀的隱藏性腎臟病，藉由非常簡單的尿液檢查可發現

腎臟有任何的異常，腎臟的功能就會產生急速的變化，種種症狀就會在身體上出現。不過，慢性的腎臟功能變惡，一般是不會有明顯的症狀出現。沒有

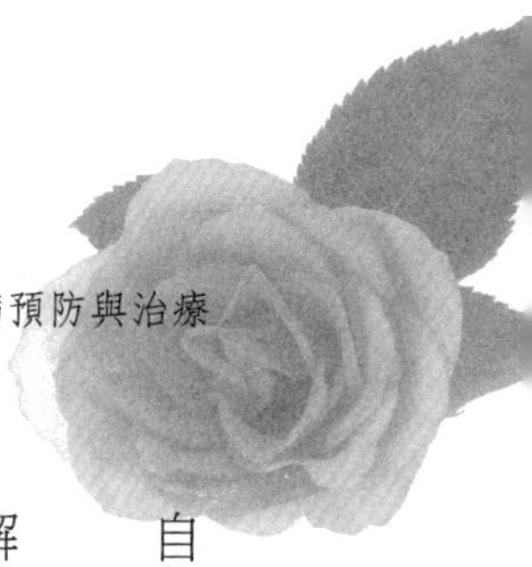

自覺症狀，也就不會去注意它，不過疾病還是存在的。

腎臟有什麼病變時，和尿路病變可以說是一樣的，大多從尿檢查中可以了解。在分析尿的成分，有腎臟、尿路的一些病變，在尿液中會出現健康時沒有出現的東西。尿檢查是非常簡單的檢查，不過腎臟和尿路的疾病發現它卻是很重要的線索。

像蛋白尿和血尿就是。肉眼並不清楚，檢查後就知蛋白出現在尿中、血尿也出現了。腎臟的疾病是蛋白和紅血球，尿路疾病是紅血球和白血球，而且檢查發現的情形還不少。

在前章中談到日本是世界檢尿系統確立的先驅，因此，腎臟和尿路的異常亦能早期發現。

尿液檢查除了是健康診斷的必須項目外，在任何的醫院都有簡單方便的檢查，和其它檢查比起來是輕鬆的。對健康的人、腎臟和尿路疾病的人，尿檢查都是最重要的。

早期的發現能防止惡化，一定要接受定期的尿液檢查。

第三章

從腎臟到尿路的組織與功能

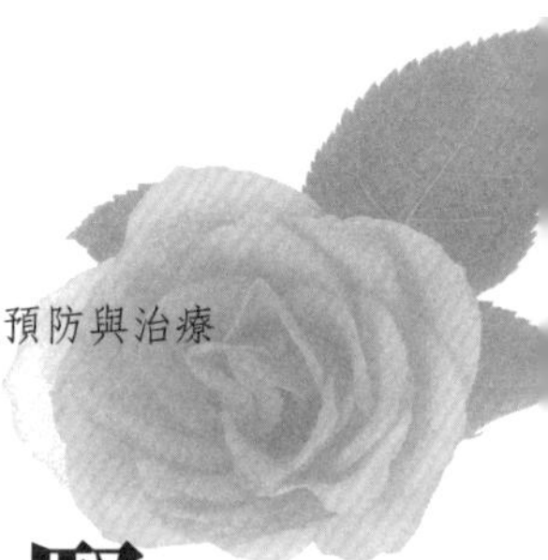

腎臟的組織與功能

腎臟組織

線球體過濾血液製造尿液尿細管加工排出體外

腎臟是相當重要的內臟器官，腎臟的功能變惡，則無法維持生命。因此，腎臟的組織與功能實有正確認識的必要。

腎臟的位置與大小

腎臟左右各有一個，位於腰背的中側。在脊髓骨第十一節的胸椎到第二腰椎間。

和肝臟、胃腸一樣，不是腹膜包住的腹部臟器（此稱為腹腔內臟器），在

圖 1　腎臟的位置與形狀

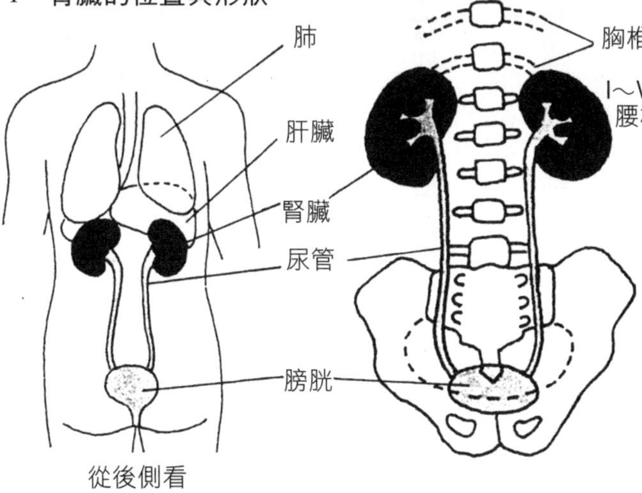

腹部後側背中側，脊髓骨的第十一節的胸椎到第二節的腰椎間，呈蠶豆形。

腹腔後側，即腹部後面、背部中側。此稱為後腹膜腔，不僅是腎臟、尿管也在此位置。

後腹膜腔的腎臟大約有如拳頭般的大小，是長約十一公分、寬五公分、厚約三公分、重約一三〇克的內臟器官。其形狀類似蠶豆。

色調是暗紅褐色，表面有線維被膜的白色薄膜覆蓋，腎臟周圍為脂肪所圍繞，外側有肌膜固定腎臟。

內側的中央部，有塌陷的部分，這裏有通往腎臟的動脈、靜脈、尿管、神經、淋巴管等在此出入，稱為腎門部。

腎臟的內部組織

腎臟縱切二部（圖2），被膜的最內側有外層皮質，內側內層有髓質。內部有扇形的間隙，是腎盂和腎杯。在皮質和髓質（腎實質）生成尿液，生成的尿液流出在腎杯中聚集，積存在較廣間隙（腔）的腎盂。

腎杯的前端部分稱為腎乳頭，經由線球體→尿細管→集合管的尿液通過這裏後排泄到腎杯。

線球體與尿細管

用顯微鏡看腎臟，皮質內有稱為線球體的毛細血管群，再持續下去的是從線球體來的尿細管。

線球體被所謂的絲球體囊袋包著，其形狀就像毛線球般，所以才有那樣的名稱。它的功能是過濾血液製造尿液的原料。

尿細管從皮質進入髓質，到達髓質的腎錐體部後，很快地變成髮夾狀而彎曲，再回到皮質的線球體附近。接下來逆轉回到髓質、集合管，從錐體最前端的腎乳頭聚集的尿液排泄到腎杯。

排泄的尿液從腎杯再到腎盂，隨著蠕動運動運送到尿管再到膀胱。

圖 2　腎臟的組織及其內部

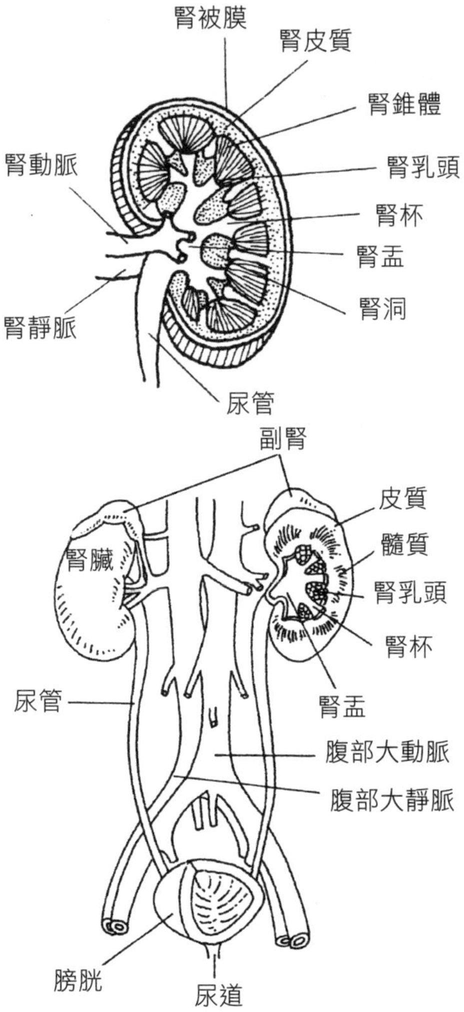

圖 3 線球體與尿細管

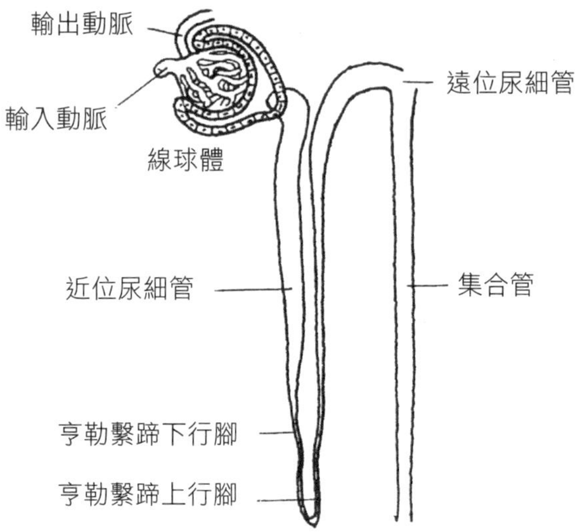

圖 4 線球體的組織

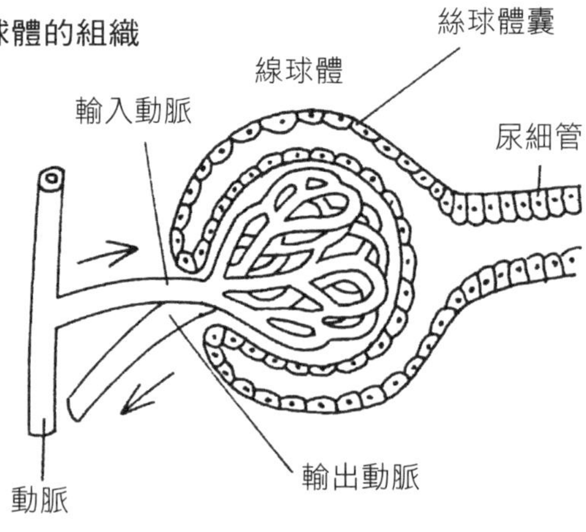

腎臟的功能

人體的環保署，保持一定的體內環境

為了讓生物體能活動，全身機能的不紊亂、保持其平衡是有必要的。而進行此調節的就是腎臟，尿液可以說是它的最終產物。

在我們體內有大量的體液，雖說是體液，但其中有水分、鹽分和各種的營養素，除此之外，身體新陳代謝的結果所產生的老廢物，也有一定的比率溶在其中。為了維持生命，體液中的水和這些成分，常常必須要保持一定的比率。

水和鹽分量的平衡崩解，廢物量過於增加，都會對身體有不好的影響。

為此，腎臟靠著血流運送的各種成分中，去除使身體失衡的多餘水分、鹽分、廢物，轉變成尿液後排泄體外。

從腎臟的功能來說，從腎動脈進入的血液中，線球體與尿細管將生物體不要的東西形成尿液、排泄，積存在腎盂裏。

所以，腎臟裏要流進大量的血液，從大動脈分枝到腎動脈，連結左右的腎臟，從這裏再送出血液。從心臟送出血液的約四分之一，一分鐘有一公升輸入腎臟。人體的內臟器官當中，除腎臟外沒有其它器官流入如此大量的血液。

■腎單位

線球體和持續尿細管是尿生成的基本組，二者合稱腎單位（nephron）。腎單位是一個腎臟約一百萬，左右約有二百萬。

腎單位的功能有三個。

①線球體的過濾

流入腎臟的血液當它流進線球體的毛細血管內，它會過濾紅血球、白血球的血球成分和蛋白以外的血液成分。這種濾液一天達一八〇公升，這會移動到絲球體囊，運送到尿細管。

②尿細管再吸收

線球體過濾的濾液中，還含有很多身體尚未利用到的重要物質和成分，這些會被尿細管再吸收。

就像葡萄糖對生物體是相當重要的物質，幾乎全部可供再吸收，回到生物體中。水分的九九%也可以再吸收。

③尿細管的分泌

生物體內能源利用後的代謝產物，尿細管分泌，排泄尿中。氫離子和氨也會分泌，保持生物體的酸、鹽基（鹼）的平衡。

如此一來就能把不要的東西變成尿排出體外，成分組成正常化的血液，經由腎靜脈、大靜脈，再送回心臟，從心臟送出的全身循環，保持體液的一定。

圖 5　腎單位的尿液生成

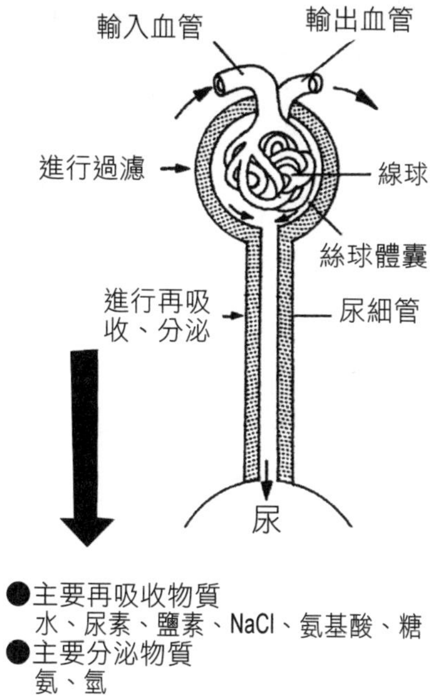

■荷爾蒙的生成

腎臟製造尿液是眾所周知的，除此之外，腎臟也製造荷爾蒙。

一個是調節血壓的荷爾蒙腎酵素（renin），這是由線球體的旁側旁線球體裝置分泌的。

腎酵素是一種血管緊張素的物質，對於血壓調節有相當重要的作用。

此外，紅血球的增產是ＥＰＯ（erythropoietin）的荷爾蒙分泌。腎臟病變嚴重時，會形成貧血、臉色變壞，因為此種荷爾蒙無法順利產生的緣故。

血管舒緩素和ＰＧ（prostaglandin）使血管擴張作用的物質也會生產。

腎臟是生物體的環境保護署，把不要的東西丟掉，有用的東四再吸收，使身體的環境保持在一定的健康狀態下。除此之外，也製造出荷爾蒙、促進鈣的吸收相當的忙碌。

腎臟功能還有一個相當重要的是，骨和鈣的代謝關係。為了讓鈣能被人體所吸收，維生素Ｄ是有必要的，而使維生素Ｄ活性化，腎臟是具有這種功能。

腎臟變惡時，鈣和維生素D是很難被生物體所吸收的。

■腎臟是血液的淨化工廠

腎臟在保持生物體的內部環境上扮演著相當重要的功能，可以說是血液的淨化工廠。在此對其功能做一個歸納。

腎臟是製造尿液的內臟器官。靠著尿液的製造。

①排泄生物體內的代謝產物和老廢物。

②調節生物體內的水分。

③調節生物體內的電解質平衡。

④進行血液的酸、鹼質的平衡調節。

⑤分泌造血荷爾蒙。

⑥使維生素D活性化。

⑦進行血壓調節。

這樣地保持生物體內部環境的一定，保持生命的大部分功能都是靠腎臟。

尿路的組織與功能

■尿　路

尿液排泄的通道，腎杯和腎盂是尿路的出發點

製造尿液的內臟器官是腎臟，而將腎臟生成的尿液輸送的內臟器官通稱為尿路。在腎臟中尿液生成的腎臟實質和尿液積存的腎杯和腎盂，如同現在所說明的，它是尿路的出發點。

腎盂中所積存的尿液，經過尿管到膀胱，在膀胱中暫時積存後，經過尿道排出體外。此尿液的通路就是尿路。

腎臟與尿管的尿路合稱為上部尿路，膀胱和尿道合稱為下部尿路。

■腎臟的尿路

腎臟實質內腎單位（**nephron**）所製造的尿液，從腎乳頭分泌到小腎杯，好幾個小腎杯聚集，變成上中下的三個大腎杯，再形成一個腎盂。腎杯和腎盂是尿液輸送路的開始，不是製造尿液的地方。

靠著構成腎盂壁的肌肉蠕動運動，尿液輸送，移往尿管。

■尿　管

尿管是腎臟和膀胱間的細管。長約三十公分，粗約五毫米。尿液靠著尿管壁的肌肉蠕動運動來輸送，運往膀胱。

■膀　胱

膀胱位於下腹部的中央最下端的袋狀內臟器官。隱藏於恥骨，從外面是摸

圖 6　尿路的組織

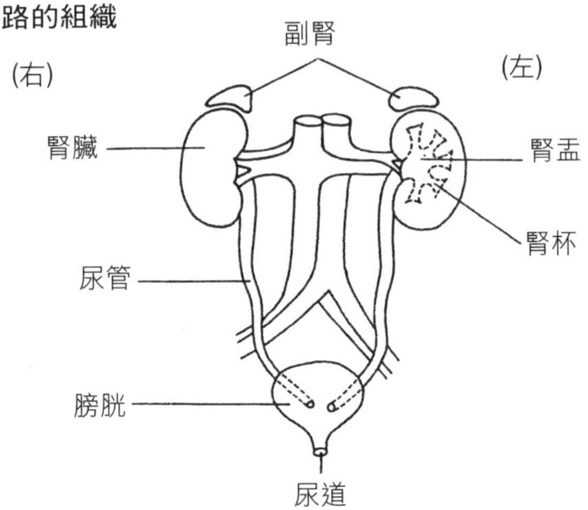

■男性的尿路（側面）

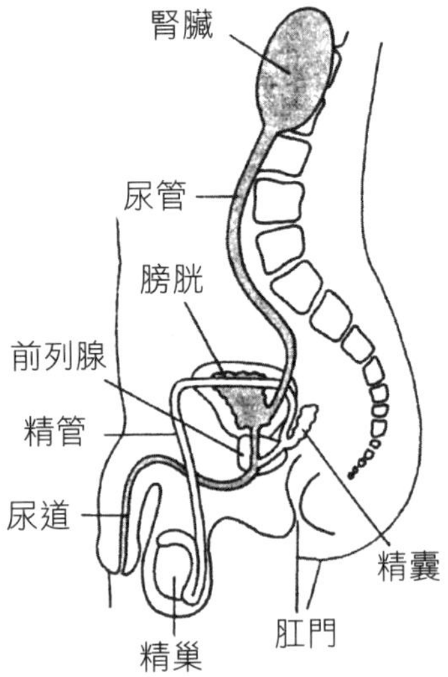

■女性的尿路（側面）

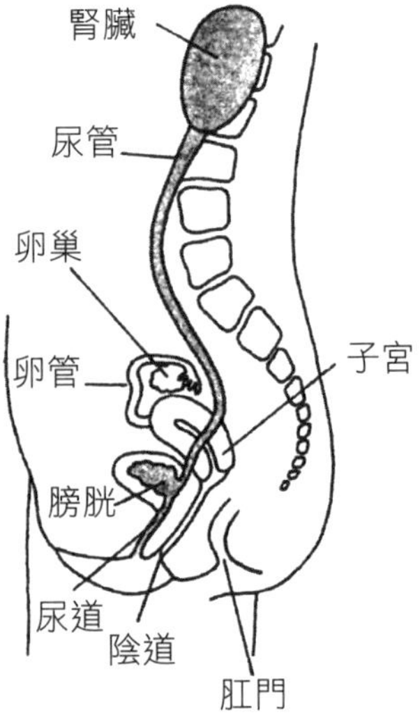

不到的。

從尿管送出的尿液，在暫時的積存後，一部分就經由尿道排出。這就是蓄尿與排尿。

積存尿液的蓄尿，在膀胱肌肉放鬆、擴張的同時，膀胱的出口內尿道口閉鎖，尿液就積存起來。大約在積存三百毫克後，就會感到尿意，經由神經傳給大腦。

大腦在從獲得的訊息中做出繼續積存或排泄的判斷。膀胱在存滿後，大腦就命令排尿行為。這個指示經由脊髓傳達到排尿中心，靠著神經的傳達，膀胱開始進行排尿的行為。

膀胱的肌肉收縮，內尿道口的括約肌鬆弛，排尿於是進行。

蓄尿與排尿都是靠神經掌管，一旦這種膀胱作用的神經被侵襲時，蓄尿和排尿就會變異常，尿漏或尿不出來的情形都會發生。這種神經系統是廣範圍的傳達，可達大腦、小腦、腦幹、脊髓、末梢神經。不論那一個部位發生問題，都會影響到膀胱的功能。

尿　道

尿道從膀胱出來，把尿排泄到體外的管。出口稱為外尿道口。在尿道的內部靠近膀胱的部分，和膀胱共同作用，使蓄尿與排尿都能順利地進行。不過大部分的尿道，只不過是尿液通道。

尿路中，只有尿道是男女不同。男性有十六～十八公分長，女性只有四～五公分。而且男性的尿道除了是尿液的通道外，也是精液的通道。

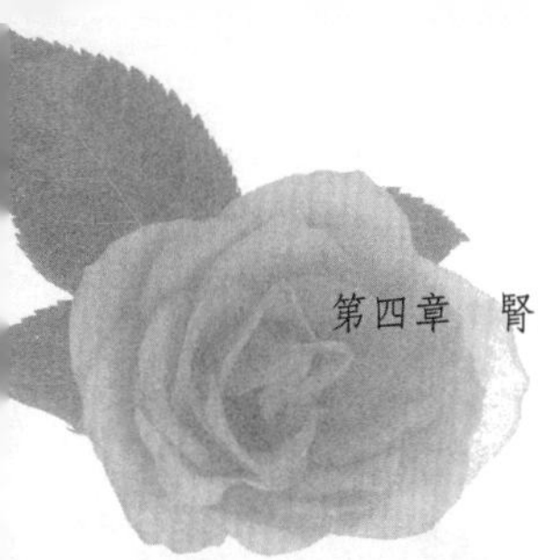

第四章

腎臟與尿路疾病的檢查

受診的病科

有內科的腎臟疾病和泌尿科的腎臟、尿路的疾病

不管得什麼病，總是叫人難受，所以任何疾病的預防都是很重要。最近，預防醫學的普及，各地衛生所的定期檢查、住院健康檢查的人增加了。這顯示國人對於健康狀態的積極態度，是相當可喜的現象。

在腎臟及尿路疾病方面，它的症狀和疾病也是很多種。疾病除了它表現在外的症狀外，經由健康檢查等的尿液異常都可以發現。

在健康檢查發現異常時，應該再去專門的病科接受檢查；就像是尿液有異常時，或排尿痛、尿液近來非常少等情況，是到泌尿科去或是內科，經常讓人不知如何，而且女性和男性也有些不同。

這裏就腎臟、尿路的疾病檢查做一個說明，在前面談過的是腎臟疾病有內科與泌尿科。

臨床醫學內科系和外科系有很大的區別。到大的綜合醫院去都有很多的科別，其中內科系方面就有內科、小兒科、神經精神科、皮膚科、放射線科等。外科系別包括外科、整形外科、婦產科、耳鼻喉科、眼科、泌尿科等。

腎臟疾病是內科（兒童是小兒科）、泌尿科都可以看。

泌尿科就如同它的名稱，它是以尿液生成，並排出體外的內臟器官為主要的對象，當然，腎臟（尿液是由腎臟實質所製作，注入腎杯，集於腎盂）、尿管（從腎盂到膀胱尿液輸送）、膀胱（尿貯存、排出）、尿道（尿液從膀胱排出體外）所有都是。

內科和泌尿科有什麼不同呢？泌尿科是外科系的一個科目，泌尿科的腎臟疾病，手術療法是治療的一個主要對象。而手術不僅只有開腹手術，還包括內視鏡的手術、處置、從體外針刺腎臟等。

外科系也並非一定是指手術治療，手術以外的治療法也有很多，有外科的治療法傾向的診療科目即是。

泌尿科則以泌尿器官和解剖學、機能性有直接相關的，關連很深的男性性器官也是它的對象。這是因泌尿器官的疾病併發成男性性器官的疾病情形不少的緣故。

女性方面和男性就不同了，因為泌尿器官和性器官並沒有直接的連結，所以兩者的疾病完全沒有關連。女子性器官的疾病主要還是看婦產科。

內科的腎臟疾病是以蛋白尿出現的腎炎和腎硬變症候群，兩側的腎臟發生障礙，手術無法治療者為主要對象。

從這樣的概念，可以知道泌尿科的腎臟疾病和內科的腎臟疾病之不同。

同樣的情況發生在其它內臟器官上也相當多。就像腎臟上有如三角屋頂形狀的副腎內分泌內臟器官，手術治療的腫瘤，是以泌尿科為對象；藥劑治療的副腎疾病則為內科。

人工透析和腹膜灌流的腎不全治療和腎移植，是需要腎臟病中心的內科、外科、泌尿科及其它相關的配合、協力的醫療小組來進行診療。

腎臟病的專門醫療，在內科和泌尿科都有。內科的專門醫療是沒有手術必要的腎臟病診斷、治療；泌尿科的專門醫療，則為手術需要的腎臟病診斷、治療，此為大致的分法。

不過，有無手術必要的腎臟病或尿液有異常，究竟是否為腎臟疾病，必需要有詳細的檢查、診斷。因此在初診時，那一科都可以。

在診斷的結果出現後，就該接受專門科目的檢查。

若是小孩子的話，可以接受小兒科的檢查，在小兒科中也有腎臟病的專門醫師，如果沒有的話在檢查出為腎臟病時，應該接受專門的治療。

第二章對腎臟和尿路症狀曾有過聲明，這裏再一次把它列成表。在這些症狀出現的時候，應該儘快了解其原因並開始治療。

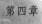

●尿液異常

血尿……線球體腎炎、I_gA 腎炎、腎臟癌、腎盂癌、腎結石、腎結核、腎外傷、腎硬塞、遊走腎、突發性腎出血、尿管結石、尿管癌、膀胱癌、出血性膀胱炎、膀胱結石、膀胱結核、膀胱外傷、前列腺肥大症、前列腺癌、尿道結石、尿道外傷、尿道癌。

膿尿……腎盂腎炎、感染性水腎症、膿腎症、腎結核、腎乳頭壞死、膀胱炎、前列腺炎、尿道炎。

●尿量異常

多尿……尿崩症、糖尿病。
慢性腎炎、萎縮腎、慢性腎盂腎炎等的慢性腎不全。

乏尿、無尿…急性腎不全。

●排尿回數的異常

頻尿……膀胱炎、尿道炎、前列腺炎、膀胱結石、膀胱結核、糖尿病、尿崩症、萎縮腎、萎縮膀胱、神經性頻尿（白天頻尿）、前列腺肥大症（夜間頻尿）。

稀尿……神經因性膀胱、急性腎不全。

表 1　症狀與疑似腎臟、尿路的疾病

●排尿的異常 排尿痛……膀胱炎、尿道炎、前列腺炎、膀胱結核、膀胱結石、尿道結石。 排尿困難‥前列腺肥大症、前列腺癌、前列腺炎、膀胱頸部硬化症、神經因性膀胱、尿道狹窄、尿道結石、尿道瓣。 尿線的中斷…膀胱結石、膀胱癌。 二段排尿‥膀胱憩室、膀胱尿管逆流。 尿失禁……尿道括約肌的障礙和機能不全、神經因性膀胱、重症膀胱炎、前列腺肥大症、前列腺癌、尿管異所開口、尿瘻形成。
●疼　痛 腰痛・側腹部痛 腎結石、尿管結石、水腎症、腎盂腎炎、遊走腎、腎梗塞、腎外傷。 下腹部痛‥膀胱癌、膀胱結石、膀胱外傷、尿閉。
●腫　瘤 側腹部腫瘤……腎臟癌、腎盂癌、腎囊胞、囊胞腎、水腎症、膿腎症、腎結核。 膀胱部腫瘤……尿閉、膀胱癌。
●浮　腫 急性腎炎、腎硬變症候群

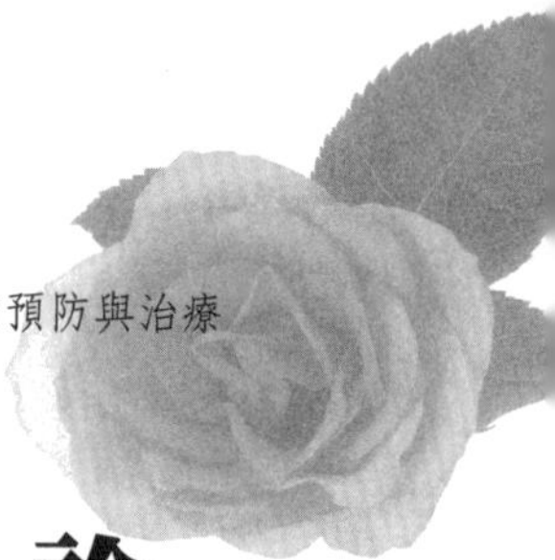

診察與檢查

■問診、診察

先確立主症，再就泌尿科疾病做觸診推察

現今內科的腎臟疾病和泌尿科的腎臟、尿路的疾病概念是不同的，不過不管接受那一科，都有再行檢查的必要，所以也不用太擔心。在此就腎臟、尿路的疾病檢查做一個探討。

問診　清楚地說出已注意到的事情

首先從問診開始，症狀是怎麼樣？從何時開始？經過的情形？詳細地尋問症狀，對疾病的情況有一個大概的了解。

醫師的問話做一個列舉。

①最感到難過的症狀？（此為主要訴求）

②主訴相伴的自覺症狀。

③症狀從何時開始，經過情形是如何？

④是否清楚發生的症狀？

⑤是否接受過治療（含藥物）。有的話，症狀的改變狀況又是如何？

除此之外，還會對過去的健康狀況、家族健康狀態進行問話。

診 察

部位的視診與觸診的推察

■視 診

一般腎臟的疾病、尿路的疾病，靠視診發現的並不多，不過腹部腫脹或下腹部腫脹，腎臟的疾病——腎臟的腫瘡、水腎症、膀胱的尿液多量積存的疾病都可以發現。

■腎臟的觸診

腎臟的大部分是隱藏在肋骨的中間，觸不到、很難觸到的內臟器官。通常仰睡、曲膝、放鬆腹部的力量、作深呼吸，用兩手插進側腹可觸摸到。腎臟在吸氣時會下移。

在觸診後，若發覺腎臟變大時，可能是腎臟癌、水腎症、囊胞腎、遊走腎等情形。

圖 1　腎臟的觸診

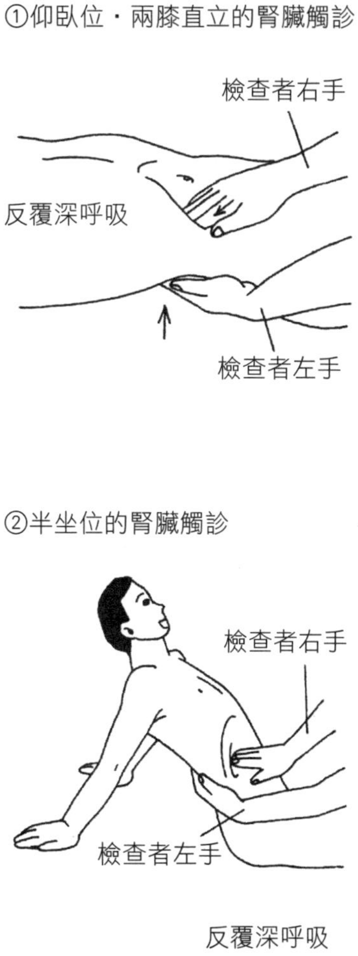

■其它的觸診

尿管無法碰觸，膀胱位於下腹、恥骨內也觸摸不到。但是，尿液異常的積存，下腹就會膨得圓圓的，摸起來就像氣球一樣。

男性可以觸摸陰莖，檢查下面尿道；女性可用手指進入陰道，觸摸上方尿道。這樣的觸診對尿道的發炎、腫瘤的發現有幫助。

前列腺的觸診，可以用手指從肛門進入，觸摸直腸。是前列腺肥大症、前列腺癌診斷上不可或缺的診察。

尿液與血液的檢查

尿檢查

從腎臟到尿路所有疾病發現的重要基本檢查

腎臟病的檢查和其它內臟器官檢查一樣，有很多種，加上一些小項目，有好幾百種。在這裏僅舉一些重要的項目。

第二章對於尿液異常有詳加的說明，從腎臟這種內臟器官和尿路所扮演的角色來看，尿的檢查意義是相當大的。在這裏還有詳細的說明。

從腎臟和尿路的組織與功能開始談起，尿液由腎臟製造，通過上部尿路、下部尿路，排出體外，在這裏含有多項的訊息。

靠著尿液成分的調查，可以發現和健康時不同的尿液成分，是診斷疾病的一大線索。

尿路的疾病也是腎臟生成的尿液流動中，因疾病而有異常的成分混入，靠著尿液檢查可獲得多種訊息，對診斷上很有幫助。

尿檢查可以發現腎臟到尿路的泌尿器官系統的疾病，它是非常重要且基本的檢查。

採尿法　混入分泌物等可能會誤診

尿液檢查時，一定要先採用正確的採尿法。像女性經血的混入就可能誤認為血尿；陰道分泌物的混入、外陰部細菌混入尿液，都有可能診斷是尿路感染症。主要的採尿方式，有以下的方法。

●**中間尿**　捨去排尿開始的尿液，採排尿中期的尿液，為防止污染，直接採取從膀胱排出的尿。

●**導　尿**　從消毒過的外尿道口，插入內拉通式導管塑膠製的細管進入膀胱，直接採取膀胱尿。特別是調查尿中的細菌最適合。

圖 2　二杯分尿法與檢查所見

第 1 杯	第 2 杯	出血部位
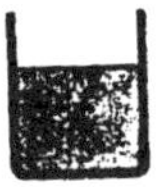 混濁（血尿）	 透明	前部尿道（外尿道 10 數 cm 的尿道）
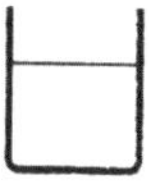 透明	 混濁（血尿）	後部尿道（膀胱近接部尿道） 膀胱頸部（膀胱出口部）
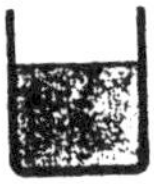 混濁（血尿）	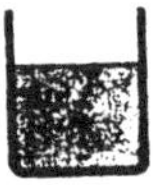 混濁（血尿）	膀　胱 尿　管 腎

●二杯分尿法　男性一次的排尿分前半和後半二個杯子。前半的排尿尿道會有分泌物，對尿道的疾病診斷有幫助。後半的排尿，因為已將尿道部分洗過，可以得到膀胱的尿液，診斷膀胱的疾病。

二杯的前後半尿液各別採樣，再根據不同的調查推斷疾病存在的部位。

●排尿袋　嬰幼兒無法採尿，可用排尿袋接外陰部採尿。

肉眼的檢查

健康的尿是透明的

健康的人尿色是黃色，從淡黃色到黃褐色都有，一天中的色調也有變化。就像早晨，因為它是濃縮的尿顏色很深，當水分大量攝取後尿量就變得多、變淡了。不過不管是如何，可以確定的是健康人的尿液是透明的。

尿液混濁稱為混濁尿，混濁的原因前面已經說過，有血液、膿、細菌、鹽類、精液、脂肪等。此外，尿中有浮游物，也有沉澱的現象。

肉眼的檢查，從採尿法所述的二杯分尿法來推斷疾病。從圖2就可了解，最初的半分發現的血尿，有可能不是腎臟的出血，而是尿道的出血。若是二個杯子的尿都是血尿，可能是膀胱的出血，同時也有腎臟或尿管出血的可能性。

化學的檢查

特別要注意尿蛋白的診斷

尿液的化學檢查有很多種，尿的蛋白、糖、尿膽素原、潛出血等，依試紙而有很簡單的調查。

●尿pH反應——正常值pH五・〇～八・〇

pH（試紙）表示酸性、鹼性的指標，七・〇是中性，以下是酸性、以上是鹼性。新鮮的尿液pH通常是弱酸性，從五・〇到八・〇都有。採尿放置之後，就趨向鹼性了。

它會受食物和藥劑的影響，另外，在尿路感染時有很多細菌在尿中，有異常值的顯示。

●尿蛋白——正常值（陰性）

尿中蛋白質量有無的調查，陽性時先要考慮的是腎臟病。慢性腎炎和腎硬變症候群、糖尿病性腎症，病態嚴重尿中的蛋白質會增加。

不過，若出現蛋白就認為它是腎臟病是有點草率。實際上，學校和工作場所，發現蛋白尿的人當中，會因站立、運動的關係壓迫腎靜脈，因而出現尿蛋白。這種無害的蛋白尿是不用擔心，把早晨剛起床最初的尿和運動後的尿相比較就可以明白。檢查是否有病，可以做個起床後尿液的再檢查。

當真正是蛋白尿時，排出量是個問題，一日排泄的蛋白，不是毫克的單位而是克的單位時，是很嚴重的。一天三・五克以上的蛋白，變成腎硬變症候群的可能性相當高。

排出的蛋白有很多種類，特別是β_2微球蛋白，是腎障礙的指標。

另一方面蛋白一直出現，也有未必是腎臟病的情況，若出現的是本斯・瓊斯蛋白這種特殊的蛋白，可能就是骨髓腫瘤惡性疾病。

另外，還需要注意的是，尿中沒有蛋白的出現並非就不是腎臟病，一般來說，泌尿科的腎臟病，沒有出現蛋白，出現的話也只是少量。

內科的腎炎中的腎炎I_gA腎症，只有血尿，蛋白尿完全不見。

●尿　糖——正常值（陰性）

主要是調查糖尿病有無的尿液檢查，早上空腹時尿中出現糖的話，可能是糖尿病。腎臟它有使血液中的糖（血糖）不出現在尿中的作用，當血糖超過限度或增高時，就會從腎臟中溢出流入尿中。

另一方面，即使不是糖尿病，也有體質上屬會從腎臟中漏出糖者，這稱為腎性糖尿，並不是病。

●潛血反應——正常值（陰性）

紅血球大量混在尿中，肉眼也可以看得到，尿會變成紅葡萄酒色，少量的出血，肉眼則看不到。尿中是否混有紅血球，使用潛血反應試紙就可以測出，不過此時的反應並非只是紅血球，也會有血色素反應，所以儘可能地以顯微鏡來看尿沉渣。這個方法不僅能發現到紅血球，白血球、細菌也可以找到。

●尿膽素原——正常值

這不是直接的腎臟病及尿路疾病的檢查，但和尿液結果一樣重要。

紅血球在肝臟分解時，製造膽紅素的膽汁色素。這種膽紅素一旦以膽汁之姿排泄到腸中後，會再被腸吸收進血液中，肝臟進行再利用，在這個過程變成尿膽素原，尿中一部分排出。

膽石和膽道癌等，膽汁無法排泄時為陰性，肝機能障礙和溶血性貧血則為陽性，不過健康的人在運動、過度勞累、飲酒後，會顯示暫時的陽性。

●膽紅素——正常值（陰性）

膽紅素在肝機能障礙和膽道閉塞時，會發生膽汁的流出障礙，增量進入血液裏，引起黃疸。為了讓它能儘早排到尿裏，尿膽紅素檢查對於肝機能障礙、黃疸的早期發現很有幫助。膽紅素出現在尿液中，尿會變成深的紅茶色，即使是尿泡也會變黃色。

顯微鏡的檢查　腎臟、膀胱疾病發現的重要檢查

肉眼即使看不到，從潛血反應可以知道是否有血尿。這時更正確的調查法就是尿沉渣的顯微鏡檢查。

尿液使用離心沉澱器，血球成分等會沉澱在底下，這就是沉渣。

只把沉渣取出，用顯微鏡觀察。將沉渣放到玻璃片上，做為顯微鏡的觀察標本，紅血球、白血球、上皮細胞、結晶、圓柱等都可以知道。

若發現白血球和細菌，應該是感染症（尿路感染症）；假如是圓柱，傳達的可能是腎炎和慢性腎不全的危險信號。

所謂的尿圓柱，是蛋白等在尿細管中凝結，細長一條如洋粉般的東西，和尿一起排泄。

雖然包含在尿中，但是其它檢查無法發現的，必須用離心沉澱器所得的沉渣，再用顯微鏡觀察才可發現。依圓柱的種類不同，可能患的疾病也有異。

此外，尿中的N－乙酰胺基葡萄糖或β_2微球蛋白的物質大量出現時，會侵襲到腎臟的實質。

用別的玻璃片放上沉渣，染上染色液，可以很清楚地觀察到細菌。

細菌學的檢查

細菌繁殖的治療法與藥劑

腎盂腎炎、膀胱炎、尿道炎等，腎臟或尿路系統感染細菌，尿中混有細菌

表 3　尿檢查

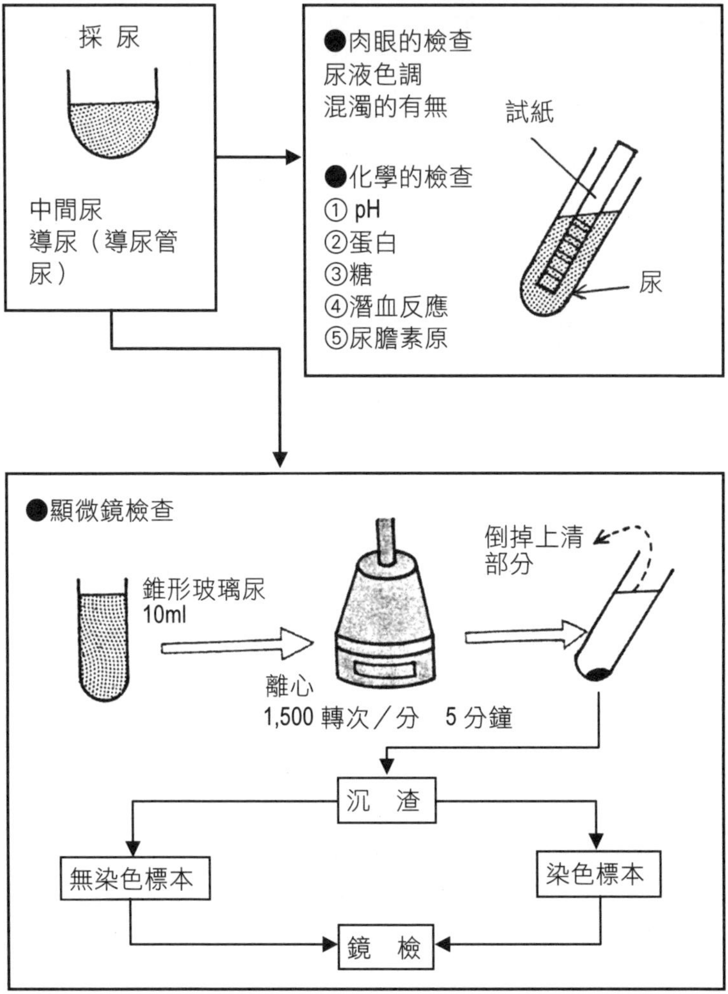
採 尿
中間尿
導尿（導尿管尿）
●肉眼的檢查
尿液色調
混濁的有無
試紙
●化學的檢查
① pH
②蛋白
③糖
④潛血反應
⑤尿膽素原
尿
●顯微鏡檢查
錐形玻璃尿
10ml
離心
1,500 轉次／分　5 分鐘
倒掉上清部分
沉　渣
無染色標本
染色標本
鏡　檢

白血球就會排泄出。現今所述的沉渣顯微鏡檢查也可以診斷細菌的有無。

普通是把尿放進培養器，繁殖細菌的容器中培養細菌，細菌的有無就能很明顯的看出。

假如檢測出細菌，就可以進一步做細菌有效藥劑的調查。

尿細胞診　是否有癌細胞

這是尿中是否出現癌細胞的檢查，經由特殊的染色，檢驗出癌細胞。尿路的癌症，特別是腎盂癌、尿管癌、膀胱癌的診斷，是價值相當高的檢查法。

腎臟的機能檢查　腎臟的機能有什麼程度的障礙？

●魚膠試驗——正常值（尿比重一・〇二三以上）

根據測試的尿比重和浸透壓，做出腎臟自由製作濃尿和淡尿的實驗。腎臟把生物體內的代謝所產生的廢物排泄出，使血液的酸度保持一定，調節水分的排泄。

水分大量的攝取，其它成分的濃度就會下降，因此，腎臟必須排泄出大量的水分，使體內的成分濃度保持一定。這時的尿液就會變薄、量也會變多。

相對的，水分攝取少的話，流汗會將大量的水分排出，鹽分等的濃度就會上升，水的再吸收增加，於是產生了量少的濃尿。

魚膠試驗　是這種濃縮性試驗，從前一夜開始就應禁食，因要檢查早上的尿液。

而從濃縮力的低下，可能就有腎臟的障礙。

●ＰＳＰ測驗——正常值（十五分值—二十五％以上，一二〇分值六十％以上）

注射ＰＳＰ色素，測試色素排泄的速度。注射後尿液在一定時間採取，測定排尿的色素量。從這裏可以了解尿細管的分泌機能。腎炎等的疾病、排泄的時間和量是屬低下的。通常在注射後十五分鐘、三十分鐘、六十分鐘、一二〇分鐘採尿，從中測定排泄的ＰＳＰ量。

●二十四小時內因性肌氨酸酐廓清試驗—正常值（男性一一〇、女性一〇〇）

廓清法是某種物質可靠多少的腎臟血液排出體外。這種廓清法，可以了解到單取血液檢查所無法取得的腎臟機能的變化；點滴注射特殊的藥物，血液及尿液多次採取，對於患者可以說是很費事的檢查。為了進行普通的廓清法，是必須住院的。

為此，有不需入院的二十四小時內因性肌氨酸酐廓清試驗，名稱相當長，給人很麻煩的感覺，不過和住院的廓清法相比較，患者的負擔大部分來說是很少的。

一天分二十四小時，尿液的正確蒐集、測量，僅取其中少部分做檢查。另外，一次的少量採血，而後尿中的肌氨酸酐和血液中同樣的肌氨酸酐測定，可以了解腎臟的機能狀態。

肌氨酸酐是腎臟排泄的一種廢物，腎臟功能若低下，廢物的尿中排泄也會減少，血液中的肌氨酸酐就會變多了。

血液的檢查

從廢物、pH、氧等調查腎臟機能狀態

血液中生物體新陳代謝的結果，所做出的尿素氮、肌氨酸酐、尿酸等的廢物，有一定的比例。調查這些東西的積存量，若高於一定比例以上，腎臟的功能就會低下，產生廢物排泄體外的障礙。

肌氨酸酐，在前述的尿液檢查肌氨酸酐廓清，檢查血液中的肌氨酸酐量與排泄在尿中的含量，可以了解一分鐘量的血液在線球體濾過量。

腎臟也進行著鈉、鉀、鈣、磷等的鹽分和電解質的調節，從血液檢查就能了解到這些狀態。

根據鹽分和水分的調節，腎臟能保持體液的pH均衡；取動脈的血液做血液氣體分析，體液的pH是多少？傾向酸性？血液中的氧或碳酸氣體的情況？

從這個結果，可以調查出腎臟的體液調節是否運作正常。尿毒症進行時，血液是傾向酸性。

血液中的β_2微球蛋白，是比肌氨酸酐等分子量還大的蛋白質，慢性腎不全特別要重視的物質。最近這種β_2微球蛋白的物質，在透析人的血液，積存於關節、骨頭，產生不好的影響。

其它的血液檢查，對於腎臟不好的腎性貧血、尿路感染症的白血球增加與否都是很重要的。

腎炎中，因為免疫的參與，血清中的補體（C_3、C_4、CH_{50}）是否減少？免疫球蛋白（濾過性病原體、細菌、藥物等，從生物體外侵入的異物所產生的抗體。I_gG、I_gA、I_gM三種）是否異常？溶連菌的感染有關的ASO價？膠原病的抗核抗體？都是有必要的檢查。

表 2　腎臟、尿道的主要檢查正常值

尿檢查

量		800～1,600ml／日
比重		1,010～1,030
pH		5.0～8.0
蛋白		（－）
糖		（－）
潛血		（－）
尿膽素原		（±）
膽紅素		（－）
酮化合物		（－）
沉渣	紅血球	0～1／1 視野以下
	白血球	0～5／1 視野以下
	扁平上皮	0～15／1 視野以下
細菌		陰性

腎機能檢查

濃縮試驗		1,022 以上
		850mOsm／1 以上
稀釋試驗		1,003 以下
PSP 試驗	15 分值	25％以上
	120 分值	60％以上
腎血流量	男	1,044±118ml／分
	女	890±195ml／分
腎血漿流量	男	562±83ml／分
	女	526±104ml／分
線球體濾過值	男	107.8±2.3ml／分
	女	101.5±3.0ml／分
線球體濾過率	男 0.21	女 0.20

血液生化學檢查

總蛋白		7.6±0.5g／dl
尿素氮		8～20mg／dl
肌氨酸酐		0.5～1.2mg／dl
尿酸		2.5～6.3mg／dl
葡萄糖		70～110mg／dl
電解質		
	Na	135～147mEq／l
	K	3.5～5.0mEq／l
	Cl	99～106mEq／l
	Ca	9.2～10.2mg／dl
	Mg	1.8～2.4mg／dl
	P	2.7～4.4mg／dl

血液檢查

白血球數		5,000～8,000／mm^3
紅血球數	男	450～550 萬／mm^3
	女	400～500 萬／mm^3
血色素量	男	14～15g／dl
	女	12～15g／dl
血球容積值		
	男	40～50％
	女	30～47％
血小板數		20～30 萬／mm^3

紅血球沉降速度（血沉）

男	1～10 mm／l 小時
女	1～15 mm／1 小時

mEq／l……溶液 1 公升中的電解質濃度 mg，單位表示。
mOsm／l……1 公升中毫膜爾所含溶液的浸透壓單位。

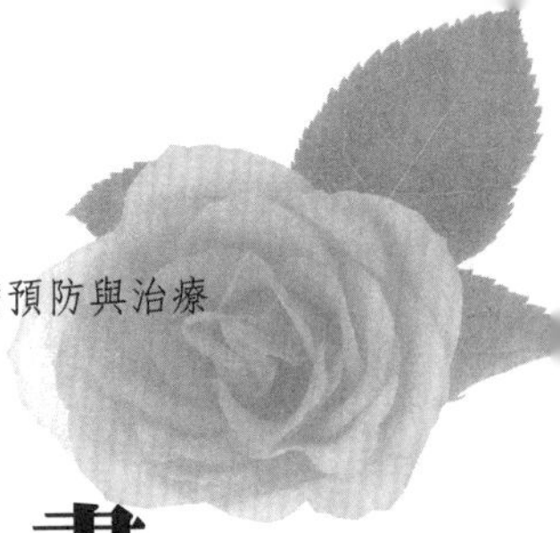

畫像診斷

X光線檢查、X光線CT、超音波檢查等

腎臟和尿管的狀態異常使用畫像診斷、描出形體及內部情況

除了尿檢查、血液檢查外，有腎臟和尿路的內臟器官形態、內部狀態的觀察、病變發生的檢查。最近畫像診斷使用X光線、同位素、超音波等，從腎臟到各種內臟器官的形狀取得相當有幫助。

靜脈注射的造影劑，供X光線拍射的物質，可以取得腎臟、腎盂的形狀；左右腎臟個別作用的靜脈性腎盂造影；腎臟動脈插入細管調查腎臟血液的流動狀態；腎細胞癌的異常血管像血管攝影；使用電腦合成X光線片的腎臟CT掃描；超音波的回音像發現腎臟形態異常的檢查；還有ＭＲＩ（亦稱ＮＭＲ），使用核磁氣共鳴相當複雜的原理，檢查法可以說已到日新月異的狀態。

Ｘ光線檢查　詳細檢查所使用的造影劑與導尿管

畫像診斷的Ｘ光線檢查，在泌尿科所進行的檢查中相當重要，從中舉些較受歡迎的檢查。

■腹部單純的Ｘ光線攝影——尿路結石診斷不可缺

沒有使用造影劑，做腎臟、尿管、膀胱部位的攝影。這是尿路結石診斷不可欠缺的。沒有Ｘ光線照射的結石，也一定要注意。除此之外，也能了解腎臟癌、腎臟結核的石灰化、腰椎和骨頭的變化，腸內氣體的異常等。

■靜脈性（排泄性）腎盂攝影——同時了解尿路的形態與機能

一般的「拍攝腎臟照片」，所指的就是這種攝影法。把造影劑注射到靜脈內，造影劑到達腎臟、排出的狀態下，X光線攝影就可進行。腎實質、腎盂、尿管、膀胱的造影，可以了解尿液的流動情形。

造影劑從腎臟排泄，腎臟的功能惡化，尿路的描繪就不太好，可以檢查出腎臟的功能。

這種檢查，尿路和機能可以同時知道。造影劑因為是碘化合物，事先確定是否有碘過敏症是有必要的。

■逆行性腎盂攝影——鮮明的畫像與腎臟尿液的直接採取

尿管導尿管和膀胱鏡，內視鏡的操作從膀胱內經過尿管，插入到腎盂，造影劑注入後，逆行性地腎盂造影。通常靜脈性腎盂攝影在尿路照攝情形不佳時使用。

這種攝影法碘過敏症的人也可以進行，它可以取得鮮明的影像。同時因為左右腎臟導尿管的放入，從腎臟可以直接接取尿液，左右的尿液亦可採取。

因為膀胱鏡的插入，多少有些痛苦，有尿路感染症引起的危險。

X 光線檢查、X 光線 CT、超音波檢查等

■逆行性腎盂攝影

左腎盂癌
腎盂上方，癌病巢造成陰影

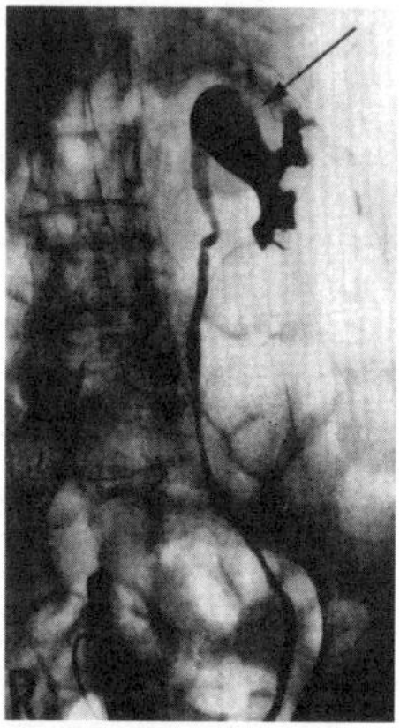

■單純攝影

左腎臟結石
左腎臟內多數結石聚結（珊瑚狀結石）

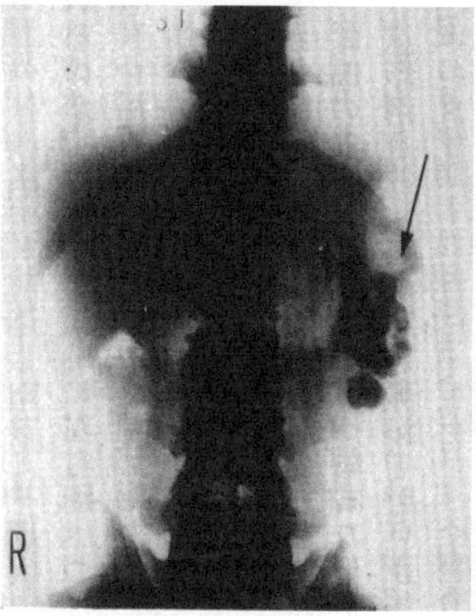

■靜脈性腎盂攝影

正常像

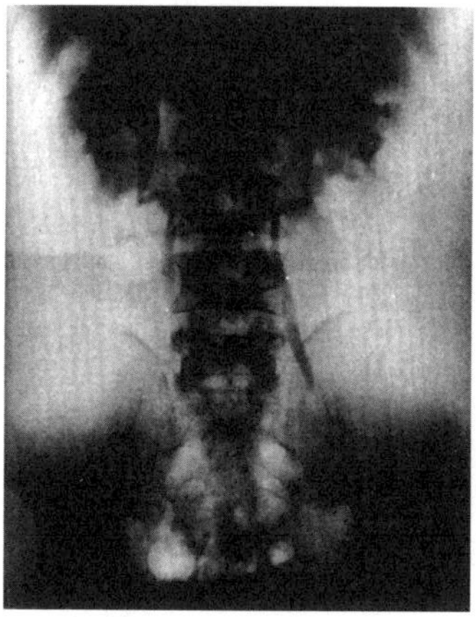

左腎細胞癌
左下腎杯的偏位與描繪不良

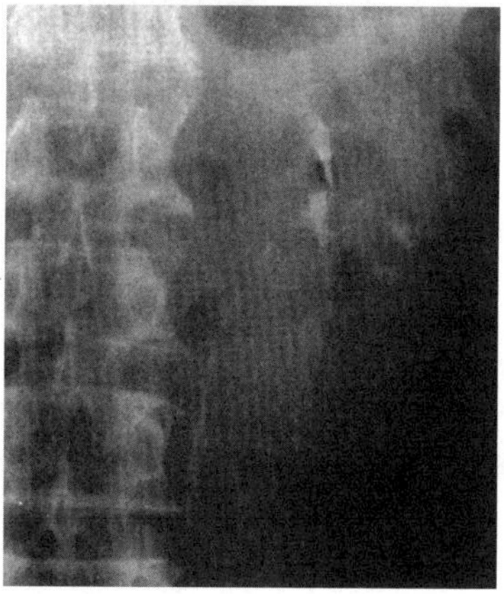

■順行性腎盂攝影（經皮的腎盂攝影）——腎盂像、尿管像的描繪

從背部的皮膚直接插入的特殊針，插入小孔的導尿管，注入造影劑進行腎盂攝影。這稱為順行性腎盂攝影，又稱為經皮的腎盂攝影。

這種方法是靜脈性腎盂攝影無法清楚描繪、尿管導尿管無法插入的逆行性腎盂攝影不能進行時。

不單是腎盂像，尿管像也可以描出，操作熟練是要因。

■腎動脈攝影

左腎細胞癌　腎臟下方有癌病巢

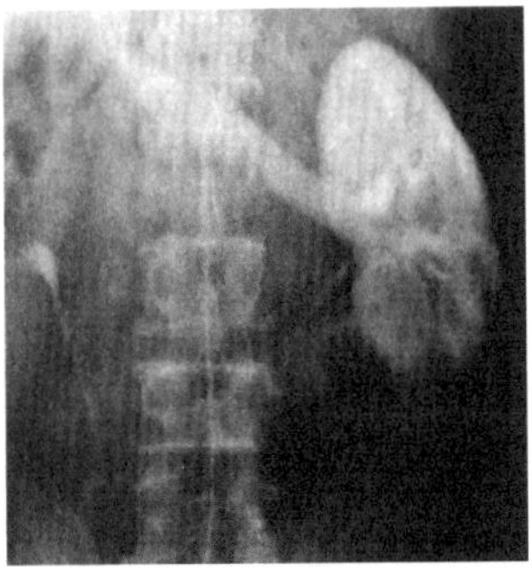

造影劑注入前

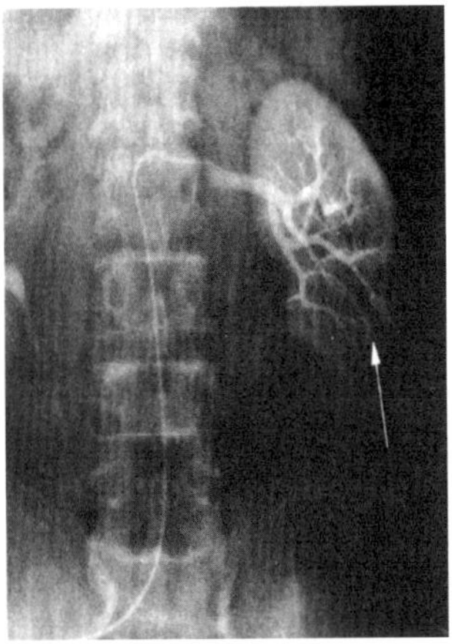

造影劑注入後

■膀胱攝影——發現膀胱的狀態與疾病

從尿道插入膀胱的導尿管要注入造影劑，進行X光線攝影。可以從中了解膀胱的形態、伸展的狀況、變形的有無、尿管的有無逆流。對於膀胱癌、膀胱結石、膀胱憩室、膀胱尿管逆流等的診斷有用處。

■尿道攝影——前列腺的腫大與尿道狹窄的發現

造影劑從尿道口注入，進行X光線攝影，調查尿道的形態、狹窄情況的有無、前列腺的腫大和對尿道的壓迫狀態。

另外，靜脈性腎盂攝影所用貯於膀胱的造影劑，在混入尿液排泄時，若進行X光線攝影，可以得到排尿時的尿道像。

■血管攝影——腎臟血管疾病、腎臟癌、腎臟畸形

有動脈攝影和靜脈攝影，動脈攝影從大腿動脈處把針扎入，再插入血管導

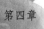

管進入大動脈。把這個插入腎動脈，注入造影劑的攝影方法就是腎動脈攝影，對於腎臟的血管疾病、腎臟癌、腎臟的先天性畸形等診斷很有幫助。

另一方面，靜脈攝影是從大腿部的靜脈處插入血管導管，注入造影劑，再行部位的攝影。這些都是要住院的。

X光線CT　人體畫像表示

X光線CT（電腦斷層攝影），電腦與X光線攝影裝置的組合檢查裝置，是最近相當受歡迎的檢查。這個檢查，從身體四周進行細X光線照射，通過身體各部的X光線量使用電腦計算、描繪出身體的橫斷面。泌尿科進行腎臟、尿管、膀胱、前列腺等的攝影，這些內臟器官的形態和大小，內部的樣子會顯現在畫面上。

因為是使用X光線，所以妊娠中的女性最好避免。身體全面的斷面清楚地描繪，不僅只有內臟器官，對於周圍的內臟器官的位置關係和病巢的擴大，都是相當好的檢查。

超音波檢查　無害、無痛，內臟器官的形態與內部的了解

超音波是耳朵聽不到的周波數高音，朝內臟器官發射，音波會從內臟器官反射，電腦再從映像管中描繪出。

接受檢查的人完全不會有痛苦，和Ｘ光線檢查不同，因為沒有使用放射線對人體無害。妊娠中的婦女也可以檢查。

泌尿科檢查腎臟、膀胱、前列腺、睪丸的情況，把機械放在腹上不動，大小、形狀、內部的樣子都可以了解。前列腺也有在下腹進行的，從肛門把機械插入直腸內再照射。

ＭＲＩ（核磁氣共鳴裝置）檢查　超音波所無法了解的細微變化

應用ＭＲＩ（核磁氣共鳴）物理現像的畫像診斷裝置。身體置於大磁石之中，加上一定周波數的電波，體中的原子處於磁氣的共鳴狀態，放出的電磁波強弱再用電腦計算、繪出畫像。

X 光線檢查、X 光線 CT、超音波檢查

■X 光線 CT

右腎細胞癌
右腎臟大部分變
成癌病巢

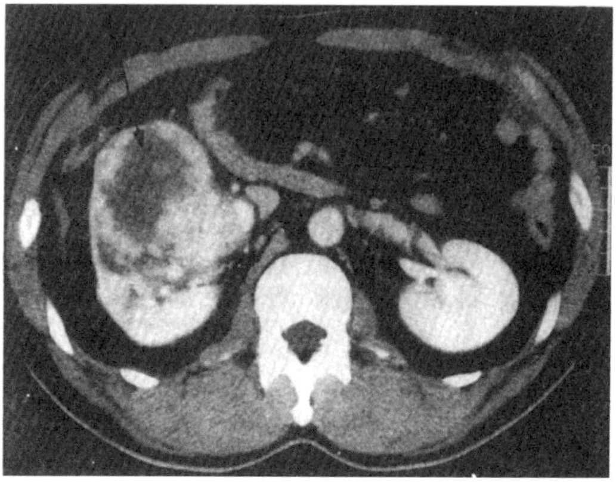

■MRI

左腎細胞癌
左腎下方照出癌病巢

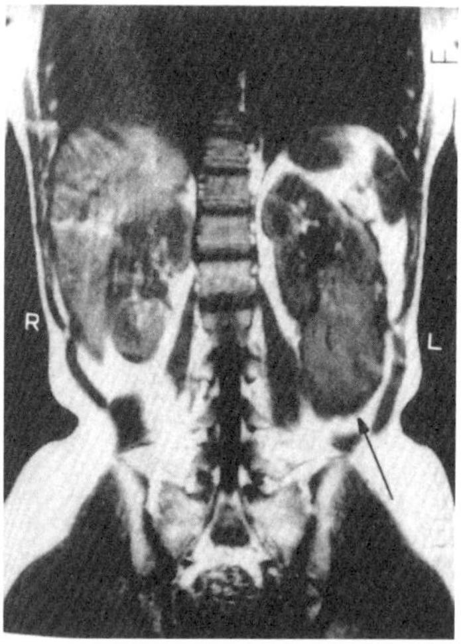

■超音波檢查

右腎細胞癌
圖的右上方有圓形的癌病巢

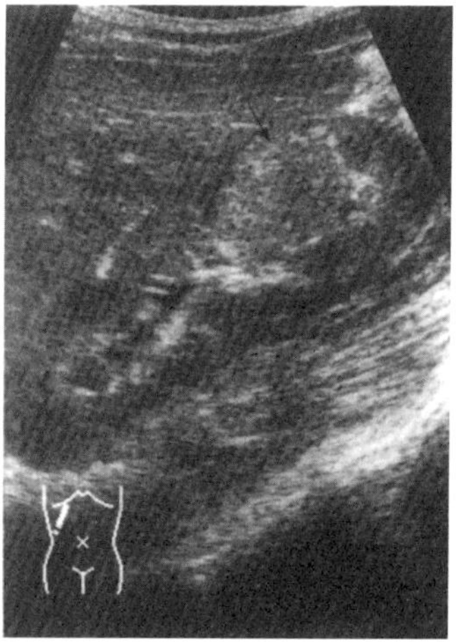

不用X光線，是對人體無害的檢查。骨頭內部部分也能描繪，縱、橫、斜等任意方向的斷層亦可取得，X光線CT、超音波無法得知的細部變化也可了解。不過呼吸性移動的腎臟，會有些較不清楚的地方。

核醫學的檢查

對人體無害的放射性同位元素（RI），是結合目標的內臟器官物質，從靜脈處注入可取回目標的內臟器官。從這裏測定放射線分布狀態，畫像的檢查法。在腎臟一般進行的是腎閃爍掃描。

■腎閃爍掃描圖——獲取RI成為映像

腎臟裏特別的RI藥劑的靜脈注射，可以接獲進入腎臟的RI。腎臟的位置、形態、大小、異常等，藉由閃爍掃描和閃爍照相等的裝置，呈現清晰的映像。

■腎閃爍掃描圖

正常

異常

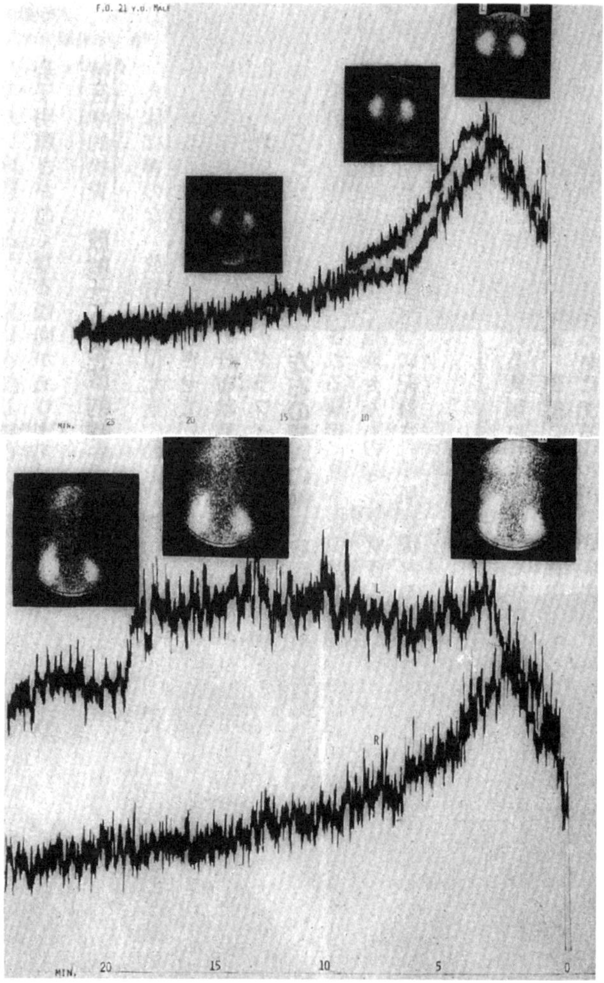

其他的檢查

內視鏡、導尿管、探條、生檢

內視鏡除了檢查外也用於治療，和生檢一同用於癌症的發現

內視鏡檢查

內部的臟器直接用肉眼觀察

尿路內插入可以觀察內臟器官內部的內視鏡，是發現疾病的檢查。泌尿科檢查相當重要的手段之一。

尿道、膀胱鏡檢查

為了觀察膀胱、尿道內部狀態的內視鏡檢查。進行已百年以上的代表物，檢查除了小兒科外，是為門診。尿道黏膜麻醉、從外尿道口插入內視鏡，膀胱內用膀胱鏡、尿道內用尿道鏡，觀察各種狀態。

癌症、發炎等都可以診斷出來。有時候可以取可疑處的組織進行檢查。不單是膀胱癌、膀胱結石、膀胱炎等膀胱疾病的診斷，子宮癌、直腸癌、膀胱方面的狀況也能了解。另外，可以確認腎臟的出血、腎臟的功能。

尿管、腎盂鏡檢查

內視鏡製品的進步與醫療技術的進步，是最近推廣的檢查法。從外尿道口經由尿道、膀胱插入內視鏡，從側腹扎小孔到腎臟，放入腎盂鏡觀察腎盂的內部，再從腎盂插入尿管鏡到尿管，可觀察上部尿管。

內視鏡不單只用在檢查上，也應用到治療。

導管採條的檢查

尿液的採取及尿道狹窄的檢測

導尿管是指內腔的細管。尿道導尿管，診斷尿液是否積存於膀胱內；從膀胱採取直接尿、沒有污染的尿液檢查；直接在膀胱注入藥物等皆可使用。此外對於無法排尿的患者在排尿上也有幫助。

■尿導管的檢查

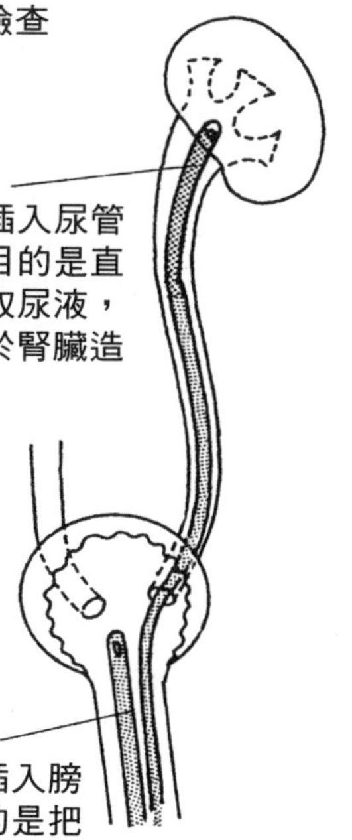
尿管導管
使用膀胱鏡插入尿管
主要的目的是直接從腎臟採取尿液，注入造影劑於腎臟造影。
尿道導管
從尿道插入膀胱，主要目的是把藥液注入導尿和膀胱內。

尿管導尿後，使用膀胱鏡的內視鏡插入尿管，直接採取腎臟的尿液，用於尿管是否結石的檢查。

導尿管有很多種，用於各種不同的目的。

像手術用膀胱鏡用於切除膀胱癌，取出膀

胱結石。腎盂鏡用於弄碎腎臟結石的取出。探條是和導尿管不同的無內腔棒狀器具，測量尿道的大小、狹窄與否的診斷。

尿流測定、膀胱內壓測定、尿道壁壓測定、括約肌肌電圖

排尿和蓄尿的異常

健康的時候，尿液積存在膀胱，膀胱收縮把尿液排出的同時，尿道也有順利通過尿液的功用。這樣的排尿與蓄尿是否有異常是可以檢查的。

尿流測定，描繪出膀胱尿液的積存、自然狀態排尿的排尿曲線。從這裏可以知道排尿時間、最大尿流速度、平均尿流速度、排尿量、殘尿量。這樣的檢查，對於排尿困難有一個客觀的了解。

尿液在膀胱內積存，慢慢地膀胱內的壓力就會增高。膀胱容量與膀胱內壓關係的記錄，膀胱作用是否正常的調查，是為膀胱內在測定。同時，尿道括約肌是否與膀胱的作用同樣狀況，使用肌電圖會有一個清楚的認識。

測定尿道內在，尿道狀態與功能的檢查，就是尿道壁壓測定。

生檢法　採取懷疑部位的組織，用顯微鏡詳查

要區別疾病是良性或是惡性，相當不易。像單用X光線檢查來判定是否為癌症是很困難的。這個時候可以取出疑似癌症的部分組織，用顯微鏡觀察。這就叫做生檢。對於內臟器官的生長變化能獲得正確的資訊。

腎生檢使用X光線和超音波觀察腎臟形狀與內部構造，血管少而且安全的地方用特殊的生檢針刺，取出少量的組織，再用顯微鏡做精密檢查。使用這個方法，能詳知腎炎等類型，確立疾病的治療方針，疾病情況的預測。

顯微鏡的檢查在最近也沾上特殊的免疫球蛋白，再使用電子顯微鏡，可以知道更精細的構造變化。

以前，預測腎臟的大約位置，作圖上生檢，從腎盂的形狀進行，在取出適當的組織也會有大出血的情形。現在，由於超音波的監視，在安全性上是大有進步。

腎動脈攝影和腎生檢，因為有檢查後出血的危險性，所以，住院二～三天

■腎生檢法

(1)超音波裝置的腎生檢

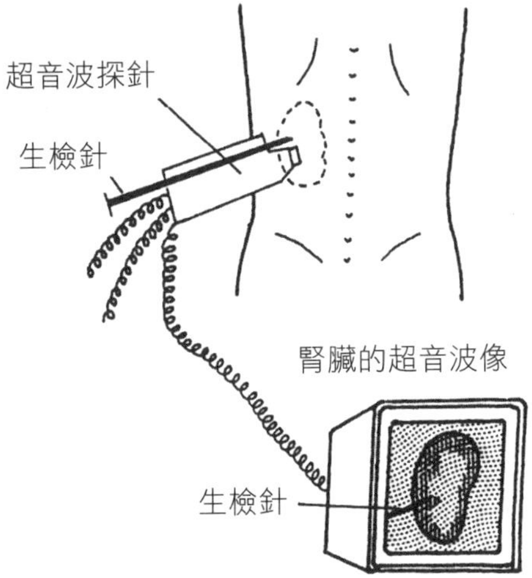

腎臟的超音波像用監聽影像聲音機觀察，把生檢針插入適切的部位。

(2)開放性腎生檢

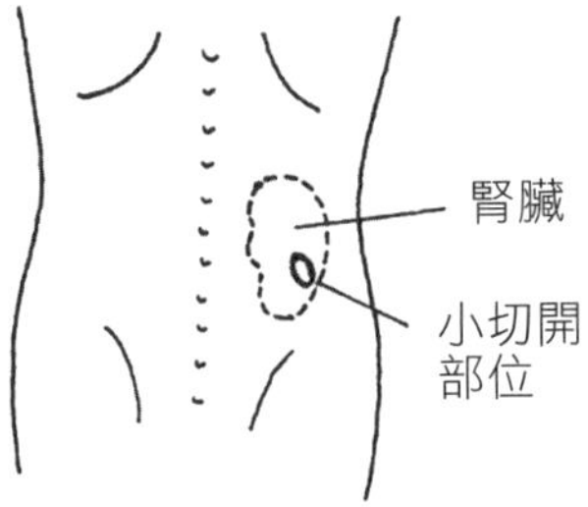

腰部小切，露出腎臟、組織手術，用生檢針採取。

■腎臟、尿路疾病的主要檢查

尿檢查	肉眼的檢查、生化學的檢查、顯微鏡的檢查、細菌學的檢查、尿細胞診
血液化學檢查	
腎機能檢查	總腎機能檢查、分腎機能檢查
Ｘ光線檢查	腹部單純攝影、靜脈性腎盂攝影、逆行性腎盂攝影、順行性腎盂攝影（經皮的腎盂攝影）、膀胱攝影、尿道攝影、血管攝影、ＣＴ（電腦斷層攝影）
核醫學檢查	腎閃爍掃描圖
超音波檢查	
核磁氣共鳴檢查（ＭＲＩ）	
器械的檢查	導尿管探條 內視鏡檢查（尿道鏡、膀胱鏡、尿管鏡、腎盂鏡） 尿路機能檢查（尿流測定、膀胱內壓測定、括約肌肌電圖、尿道壁壓測定）
生檢	
眼底檢查	
分泌物檢查	尿道分泌物檢查、前列腺分泌檢查

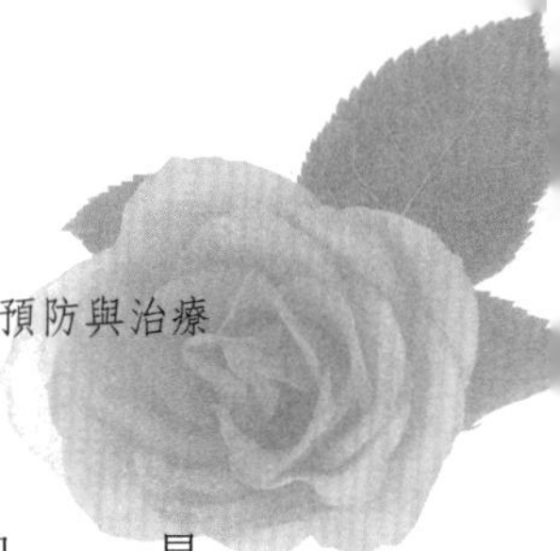

是比較安全的。

泌尿科除了腎生檢之外，也進行膀胱、前列腺、睪丸的生檢。膀胱方面是把內視鏡插進膀胱內，進行直接觀察，使用小鉗子採取組織。前列腺是從直腸內，從會陰部刺入特殊針來取組織。睪丸的話則在陰囊開一小孔，用手術刀取睪丸組織。

眼底檢查　眼底動脈的狀態了解疾病的情況

眼底動脈是可以從外部直接觀察的血管。靠著這樣的觀察動脈狀態，可以得知腎炎、腎不全、糖尿病性腎症、腎硬化症等病態。

其他　泌尿科的檢查

■尿道分泌物檢查——尿道炎的診斷

尿道炎的診斷，尿道分泌物檢查是比尿檢查來得確實。從外尿道口而來的尿道分泌物，直接附著在載片上，染上色素液後用顯微鏡觀察。原因病原體的培養也相當重要。

■前列腺分泌物檢查——前列腺炎的診斷

前列腺炎的診斷是必要的檢查，前列腺按摩的操作，可以取得前列腺分泌物。這和尿道分泌物是同樣的檢查。

它有三杯分尿法之稱，分為排尿開始的尿、排尿中間的尿、前列腺按摩後的尿，也有採尿而後調查的方法。

■精液檢查——男性不孕的檢查

進行不孕症的檢查，要在三～七日間的禁慾期，用手採取精液置於清潔容器中。採後立刻進行檢查，長期放置的話，精子的運動性會變低下。若用保險套採取，其附著在上的物質可能妨礙精子的運動性，這是應該要注意的。

第五章

腎臟與尿路疾病

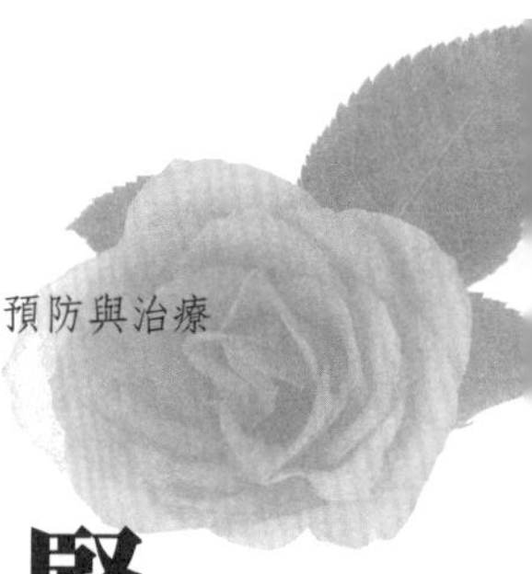

腎臟功能不佳

腎臟機能障礙對全身的影響

從腦部開始到手腳的末梢神經，腎臟機能低下的影響

腎臟的功能，不單只是製造尿液，把造成尿毒症的物質排出體外，在製造尿液的過程，能保持體液pH的弱鹼性、使鈉和鉀等的電解質正常，對我們的生命保持是相當重要的工作——內部環境的保持，不休止地運作。

因此，腎臟若是突然地「不工作」，功能突然停止——這種狀態稱為急性腎不全——或者「工作過度太累，已經做不下去了」，漸漸地工作減量、品質亦低落——這種狀態是慢性腎不全——當變成這種情形時，身體內部的環境會紊亂，若置之不理，會演變成尿毒症而死亡。

首先，因為水和鈉無法排出體外，心臟會膨脹、肺部淤血和胸腔積水，手腳浮腫、血管過多的積水、血管緊張升高——變成高血壓。

鉀若積存很多，對於神經，特別是支配心臟的傳導神經有不好的影響。假如體液一公斤，而鉀有八 mEq.（mEq.，電解質的表示單位。正常值在三・五～五・〇）以上，心臟就會停止，這是腎不全死因的高頻度併發症。

醫生每天對於透析患者，要指導飲食的鉀量，若無法保持一定的攝取量是會產生心臟突然停止的情況。

高鉀血症的治療，透析是最好的方法，準備等等不足時，使用離子交換樹脂；酸血症時容易變成高鉀血症，緊急注射鹼化劑，能獲急救。

離子交換樹脂，修正體液的紊亂，能使體內有毒的鉀離子驅出體外，不致使心臟停止。腎臟功能低下，磷的排泄就停滯，形成高磷血症。磷和鉀一直是逆方向的組織，血中的磷過去積存，鉀就會低下。

另外，腎臟還有一個功能，活性化維生素D因腎不全無法製造，體中不能取回鉀，會形成不足。如此引發低鉀血症，為使血中的鉀值正常化，從副甲狀腺（甲狀腺裏側如米粒大的四個內臟器官），分泌副甲狀腺荷爾蒙，鉀質從骨中取出，血液的鉀值上升。

不過，這種狀況是限於一次和一時，因為長久的持續，不僅副甲狀腺受刺激，它會大量生產，能從骨中取出鉀。於是骨中的鉀漸漸減少，骨質變脆弱。這稱為腎性骨異營養症，一種奇妙名稱的併發症。

當腎臟變不好時，骨質也會變惡，骨頭和關節都會變痛，骨頭也容易折斷。所以說當腎臟有毛病時，它的影響不單是一個腎臟，是影響整個身體。腎臟功能低下，其它的內臟器官又會如何呢？

從身體上方開始，首先是腦。形成尿毒症物質的增加，血液淨化無法進行時，輕微意識障礙會陷入昏睡狀態、產生痙攣現象。

眼睛也是腎不全障礙容易影響的部位。把眼睛比喻為照相機，底片部位的網膜是會受到尿毒症、高血壓等的影響，容易發生視力低下、眼底出血。

副甲狀腺因血中的鉀量過低，常常受到刺激，就會漸漸變大，最後可能腫得跟小馬鈴薯一樣。副甲狀腺荷爾蒙大量放出，引起腎性骨異常營養症的一種——二次性副甲狀腺機能亢進，患者的各個關節都會疼痛。

胃和小腸、大腸發生各種障礙，會變得沒有食慾，想吐、便血、便秘、下痢等。

肝臟看起來好像沒有什麼關係，實際上仍有影響。有所謂的肝腎症候群，肝臟不好，腎臟也接連產生急性腎不全。當身體積水、產生浮腫時，肝臟也變成淤血肝，而由於淤血影響過大，產生浮腫。

心臟因鉀而有不好的影響，心臟肥大、囊內積水都有可能。另外也會產生不整脈、脈動紊亂。腎臟障礙引起的高血壓、動脈硬化，對冠動脈產生影響，容易產生狹心症、心肌梗塞。

性器官也是受影響的內臟器官之一，男性會陽痿，女性則無月經或月經不順。手腳的神經，在積存尿毒症性物質時，功能會低下、末梢神經障礙、手腳麻痺、動作變得不自由。

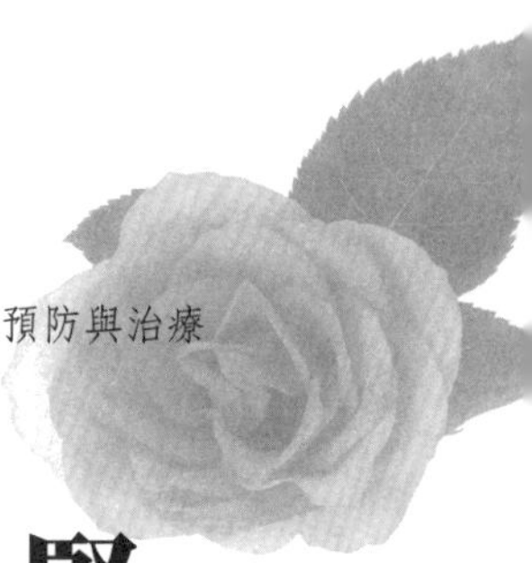

腎臟的疾病

線球體的疾病

過濾血液的線球體機能低下陷於腎不全

腎臟所引起的主要疾病，是線球體疾病。日本腎臟學會把線球體病變分為急性腎炎症候群、急速進行性腎炎症候群、無症候性血尿、蛋白尿群、慢性腎炎症候群、腎硬變症候群五種。在此沿用其分法分別說明。

急性腎炎　附於扁桃腺和喉嚨的細菌所引起的急性發炎

急性腎炎，正確的稱法是急性線球體腎炎，從兒童到青春期較常發生。

典型的情況是扁桃腺和喉嚨紅腫、發熱，在熱度下降，以為沒事後一～二週，全身再度發酸，尿量減少、變紅，出現浮腫現象。

尿液檢查，會發現蛋白和紅血球，血壓也會變高，這時就要懷疑是否為急性腎炎了。

原因幾乎可以說是溶連菌（溶血性連鎖狀球菌）。這種細菌纏住扁桃腺和喉嚨，引起發炎後，溶連菌的毒素就會進入體中，為了對抗它會產生抗體，在體中循環時，腎臟線球體反應、產生發炎現象。

診斷包括症狀、年齡和尿檢查等，最近典型的情況是腎生檢等並不進行，方針是漸漸在改變中。

治療是以安靜、保溫、飲食療法為中心，注射和藥物飲用為輔。

安靜是非常重要的治療。因為這種病症較常發生在兒童身上，要孩子安靜是相當不容易的事，不過為孩子好，安靜的睡眠是有必要的。在安靜期間，浮腫、高血壓、蛋白尿的狀況是不同的。

飲食以減鹽、低蛋白為原則，浮腫情形嚴重時應該採取無鹽食，蛋白質也要平常的一半。低鹽、低蛋白食隨著症狀的改善而有所變化。

水分依每日的尿量而調節，在不知不覺中流汗所失去的水分（稱為無感蒸泄），依季節而有不同。一天約有五百～一千毫升，這和前日的尿量加排便所失去的水分二百毫升，就是從體內失去的水分。

另一方面，體中的代謝時所產生的代謝水有二百毫升左右，飲食中所含的水分約八百～一千毫升。這種代謝水和飲食中含有的水分，加上體內失去的水分量就可以了解應該攝取的水分。通常是五百～一千毫升。

在患病的期間一定要有適當的飲食與充足的睡眠，父母親為了孩子的將來應該給予妥善的照顧。兒童期的急性腎炎，大部分可以治癒不會形成慢性疾病，經過靜養後多可恢復。

急性腎炎的症狀與腎機能的急速低下

急速進行性腎炎

急速進行性腎炎，稱為半月體形成腎炎。如同其名稱顯示，急性腎炎在其症狀發生時腎機能會急速地低下，從數個月到一年就會變成尿毒症，是一種相

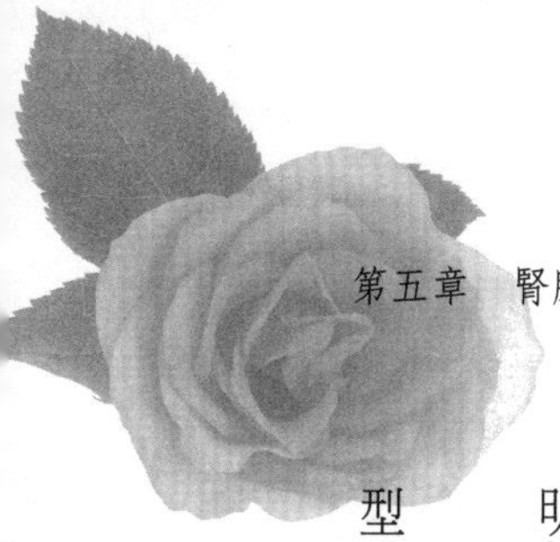

當可怕的疾病。經由腎生檢可以發現，線球體上產生上皮細胞增殖的現象，呈新月或半月狀。

很遺憾的是這種疾病即使使用荷爾蒙劑或免疫抑制劑，對於疾病的進展仍很難制止。

慢性腎炎　類型的不同症狀也不同

兒童的急性腎炎幾乎都可以在變成慢性化前治癒，成人則無法百分之百治癒，會因情況的不同而變成慢性化。不過，慢性腎炎的患者中有相當多人完全沒有經過急性腎炎的症狀，就轉為慢性腎炎了。在健康診斷時可發現蛋白尿、血尿、高血壓、浮腫。

急性腎炎轉為慢性腎炎，是腎炎的小部分，幾乎所有的慢性腎炎原因是不明的。

症狀有許多種，可分為五個類型。蛋白尿持續的潛伏型、出現血尿的血尿型、高血壓為主要症狀的高血壓型、浮腫為主症的腎硬化型，及腎機能低下的腎不全型。依這些症狀所分出的類型，在腎生檢可分為腎小球膜（mesangium）增殖性腎炎、IgA腎症、膜性增殖性腎炎、膜性腎症、半月體形成腎炎、巢狀線球體硬化症等。

慢性腎炎因類型的不同產生各自的症狀，當然在治療上是因症而異。

■潛伏型——腎機能沒問題的定檢期檢查

潛伏型在身體動時尿蛋白就會增加，所以，安靜是有必要的。肌氨酸酐廓清試驗等的調查，腎機能沒有問題、運動負荷若只有少量蛋白出現在尿液中，並不需要特別治療，只要定期的檢查即可。

■血尿型——要注意IgA腎症陷入腎不全的可能

血尿型即是IgA腎症，是常見的腎臟病的一種。IgA這種特殊的免疫球蛋白，沉澱在線球體的腎小球膜部位，不僅是腎小球膜增加，會從皮膚到全身都沉澱。

以前，IgA腎被認為並非惡性，不過現今由於許多人因而陷於腎不全的狀況，所以還是要嚴加注意。

■腎硬變型——失去許多蛋白質並產生浮腫

此型稱為微小變化群，腎生檢在顯微鏡下沒有異常，腎不全及其他病型含有許多東西，不管如何尿蛋白增多，一天會失去三・五克以上。不過，引起低蛋白血症（血液中的蛋白質變少），為此會產生嚴重的浮腫。

另外高血脂症，膽固醇增高是它的特徵。

治療上要安靜、高蛋白、減鹽食。飲食療法非常重要，要補充尿中所失的蛋白，抑制低蛋白血症，為了不使浮腫惡化是有必要的。

微小變化群要了解，可以使用 **Puredonin**（商品名）的副腎皮質荷爾蒙。**Puredonin** 初時大量使用，尿蛋白若減少再慢慢減量。

使用 **Puredonin** 身體對抗細菌則變弱，容易感染，產生胃潰瘍、糖尿病等併發症，所以在使用上要注意。

■巢狀線球體硬化症——有腎不全的危險，尚未有治療法

巢狀線球體硬化症，顯微鏡中所見到的線球體，不是一部分硬化，常常有一時之間看漏的情況。

不過，若得到這種病要知道它會陷於腎不全的情況，應該有所認知。

在種種醫學上的檢討後，尚未有決定性的治療法。

■膜性腎症／膜性增殖性腎炎——緩慢進行荷爾蒙的效果也少

膜性腎症在線球體基底膜處因肥胖性而增厚，產生許多釘型突起。三十歲過後發生腎硬變症候群時，這種膜性腎症和膜性增殖性腎炎似乎很多。這二個疾病，荷爾蒙不怎麼有效，而且病情進展也相當慢。

膜性增殖性腎炎是和膜性腎症名稱相近的疾病，腎小球膜分有沉澱物，基底膜可以看到有雙層。血尿、蛋白尿是相當明顯的特徵。

腎硬變症候群

血中蛋白低產生嚴重浮腫的疾病

腎硬變症候群並非是獨立的疾病，因線球體的障礙引起蛋白尿、低蛋白血症、高膽固醇血症（高血脂症）的疾病，故一概而稱症候群。

由此可知其原因也並非一樣，慢性腎炎的原因可能是微小變化群、膜性腎症，或糖尿病性腎症，特別是尿中蛋白大量流失、血液中的蛋白變低，為此全身會產生嚴重浮腫的一連串疾病。

腎硬變症曾經被認為是獨立性的病症，但現今已發現其各種原因，證實並非只是單項病症。

糖尿病性腎症

血糖控制不良腎機能低下

糖尿病在長期的血糖控制不良之下，線球體硬化、蛋白尿開始出現。蛋白尿開始出現到經過十年，腎機能會低下。因此，這種疾病最重要的是血糖準確地控制，不要讓它變成糖尿病性腎症。

■腎硬變症候群

原發性	續發性
微小變化群	狼瘡腎炎
膜性腎症	糖尿病性腎症
膜性增殖性腎炎	澱粉樣變性
巢狀線球體硬化症	多發性骨髓腫
IgA 腎症	
腎小球膜增殖性腎炎	

■腎硬變症候群的診斷基準

①多量的蛋白尿	1 日 3.5g 以上
②低蛋白血症	血清總蛋白 6.0g／dl 以下
	血清蛋白素 3.0g／dl 以下
③高血脂症	血清總膽固醇 250mg／dl 以上
④浮腫	

★治療法★

腎硬變症候群並非一獨立疾病，治療法也依各情況而有異。在此無法說明，患者應該找主治大夫尋找適合自己的治療法，並遵照指示。

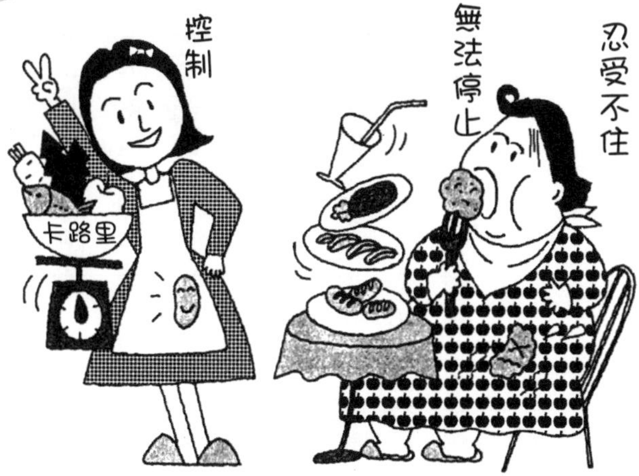

糖尿病性腎症的患者顯著地增加，現今腎炎接受透析者是佔第二位。糖尿病的自己管理是最為重要的。

很遺憾的，營養攝取過量，患糖尿病的人增加了，為此接受糖尿病腎症的透析患者也增多。

在這數年間，腎炎接受透析的疾病佔第二位。

糖尿病大約可分為胰島素依存型（Ⅰ型）和非胰島素依存型（Ⅱ型）。一般來說，從年輕時就需注射胰島素的血糖質變動激烈的Ⅰ型很少，屬沒有必要注射胰島素的Ⅱ型較多。

這種Ⅱ型糖尿病是由於肥胖很不當的飲食生活所累積的成果，在患得糖尿病後藉由減量和飲食生活的改善、運動等等，自我管理不良糖尿病性腎症才可能發生，進而引起腎不全。

自我過強，不聽他人規勸、自以為是、無法自我規制的人，在接受透析後若無法加強自我管理，當陷於腎不全時依然會如此。

卡路里或鉀、鹽分攝取過量，患者常會和家人、護士、醫生對此起衝突，不加節制的結果就會常因肺淤血和高鉀血症而送醫急救。

糖尿病性網膜症惡化，眼睛會變得看不到；糖尿病性神經障礙和腳壞疽而無法行走，相當多的患者會陷於此種悲慘的狀態。

嚴重的糖尿病末期，腎臟無法運作、眼睛看不到、手腳不能動，這種情況讓參與醫療的人都會覺得白費心力。

所以，最重要的是一定要接受別人的意見，不要一意孤行，這可是很有效的藥。

腎硬化症

因高血壓的影響腎臟的細小動脈硬化有惡性與良性

良性腎硬化症　血壓的管理與治療

高血壓大部分是本態性高血壓，為何會變成高血壓？原因不是很清楚。在血壓長久高升的持續下，腎臟的細動脈會硬化、蛋白尿就開始出現，當進一步進展時，腎臟萎縮、腎不全都會發生。

並非說良性就不用擔心，對於惡性一口氣就陷於腎不全的情況，經過長年累月，置高血壓於不顧，可能演變成嚴重的狀況。

高血壓和糖尿病也一樣，初期階段自覺症狀很缺乏，當發現是高血壓時，若有一個正確的治療、血壓的管理，可以預防轉變成腎硬化症。

惡性腎硬化症

發病後半年陷於腎不全的惡性疾病

惡性腎硬化症和惡性高血壓被當成同義語，顯示出其惡性、進展激烈，病情開始在半年左右就有可能變成腎不全的恐怖疾病。

血壓急激在二五〇㎜Hg（毫米水銀柱）以上，使用普通的降壓劑血壓也很難降下，眼底的病變也會漸漸進行，腎機能急速下降，不得不進行透析。很可喜的是最近出現了強力降壓劑，治療上更為容易。

膠原病與腎臟障礙

紅斑狼瘡為代表，腎障礙嚴重時需進行透析

膠原病這個名詞最近變常識化了，簡而言之就是種種內臟器官支持組織的自我免疫（以自身為敵）疾患。

這種組織在身體各處，所以，疾病的產生在各處都有可能，侵襲腎臟的可能性也非常大。

狼瘡紅斑　皮膚的特有紅斑、發熱、關節痛的症狀

其中最具代表的紅斑狼瘡。皮膚特有的紅斑會出現，並且發熱、關節痛。紅斑狼瘡免疫複合體在腎臟的線球體沉澱，狼瘡腎炎（紅斑狼瘡正式的病名是狼疱紅斑）產生。

急速患得尿毒症者，尿蛋白出現很多，會變成腎硬變症候群的情況。腎機能低下，接受透析、好好地使用 **Puredonin** 等藥物，有可能發炎情況好轉、透析中止。

不過，發炎情況嚴重持續後，腎機能可能無法恢復，甚至要透析一生。

澱粉樣變性

澱粉樣蛋白沉澱在腎臟則為腎不全

澱粉樣這一種蛋白質是沉澱在身體各處的奇病。沉澱於腎臟變成腎不全的人，心臟中沉澱太多同樣物質，心臟的傳導神經被侵襲，心臟就會有停止的症狀。直腸生檢、澱粉樣染色是它的確定診斷。

腎不全

使用飲食療法、人工透析治療

腎不全就是老廢物排泄體外、體液保持一定成分量的腎臟機能低下，生命陷入危險狀態，有急性和慢性。

急性腎不全　併發其它內臟器官的不全

陷入急性腎不全，在一～二天之間腎臟的機能會失去，尿無法排出（無尿）。其中也有例外，在急性腎不全輕症的情況，產生淡尿，也有和尿毒症一樣的。侵襲的場所主要是尿細管，因此，也有急性尿細管壞死的病名。

引起急性腎不全的情況，以用稍微專門的名稱分別為腎前性、腎性、腎後性三種。

腎前性是因腎臟以前的問題所引起的腎不全，像大出血等把應該送往腎臟的血液減少的腎不全。

腎性是對腎臟有毒的物質（如染洗業所使用的四鹽化炭素、湯髮液所使用的溴酸鉀、氯與水銀的化合物防腐、消毒用的氯化汞、醫藥品的康黴素等），腎臟變得無用。

腎後性是兩方的腎臟尿液運送的尿管，因癌的浸潤等堵塞而引起。

當它陷入急性腎不全時是相當嚴重的。體內的水分和電解質的平衡會崩解、傾向酸血症、尿毒症性物質引起症狀——想吐、頭痛、意識障礙等，必須儘早接受血液淨化。

血液淨化就是把體內多餘、有害的物質除去，補充不足的成分、淨化血液需因應急性腎不全患者的狀態、原因而採用適切的方法。

方法有血液透析、血液濾過、CAPD、血液除去法等，這些方法在下一章有詳細的說明。

急性腎不全不僅是腎臟、肺、骨髓、心臟、肝臟等等內臟器官的功能都會低下。這樣的狀態稱為多臟器不全，侵襲的內臟器官數很多，徹底治療後的得救率並不是很高。

不過，這種急性腎不全能進行強力的血液淨化、維持二～三週間沒有多臟器不全的

■急性腎不全的原因

	原因
腎前性急性腎不全	脱水、出血、熱傷、震盪、心不全等
腎性急性腎不全	腎毒性物質
腎後性急性腎不全	結石和腫瘤引起的上部尿路系的壓迫與閉塞

併發，使腎臟的尿細管再生，再進行排尿。如此一來，約有九十%的人腎機能可以恢復。

慢性腎不全　作用的腎臟單位數在三分之一以下

慢性腎不全和急性腎不全不同，症況進行的速度是以年單位的。產生慢性腎不全的疾病有很多，線球體腎炎的急速進行性腎炎、IgA腎症、膜性增殖性腎炎、巢狀線球體硬化症等，還有良性、惡性腎硬化症、糖尿病性腎症，慢性萎縮性腎盂腎炎、兩側水腎症、先天性囊胞腎等。

疾病慢性進行，片側的腎臟有百萬個腎單位，其中作用的腎單位數變成三分之一時，稱為腎不全。

腎臟機能低下，腎臟的血流在十分之一以下，尿毒症的症狀——噁心、嘔吐、頭痛、意識障礙、痙攣、阿摩尼亞狀口臭、出血傾向、肺淤血引起的呼吸困難、高血壓等。

腎機能恢復正常的十分之一左右，精神會變好、也有食慾，和普通人一樣活動。尿毒症症狀出現，因原有的疾病、年齡而不同。

血清肌氨酸酐的正常值，在前面已提出，一公合（dl）有〇・五～一・二毫克肌氨酸酐值超過八毫克，有必要進行因應的透析。

不過二十歲到三十歲的人，線球體腎炎陷於慢性腎不全，二倍的十五毫克或二十毫克左右，無症狀的情況相當少。

另一方面，七十～八十歲的老人，血清肌氨酸酐值在五毫克左右，出現一些症狀因而接受透析的情形也有。

原始病症是糖尿病性腎症或膠原病，在八毫克前就要開始接受透析的症例也不少。

■慢性腎不全的原因

慢性腎炎、糖尿病性腎症、先天性囊胞腎、慢性腎盂腎炎、腎硬化症、其他。

腎性高血壓／腎血管性高血壓

因腎臟疾病從腎臟分泌的升壓荷爾蒙

高血壓大部分為本態性高血壓，因為是原因不明的高血壓，所以，要一直服藥來抑制高血壓症狀。

不過，高血壓有將近十%是腎性高血壓，因為腎臟產生腎炎等疾病，從腎臟產生出腎酵素這種使血壓上升的荷爾蒙，結果血壓就升高而有高血壓。

假如腎炎等可以治癒，高血壓也可以治癒；相對的腎炎惡化，高血壓也會惡化。

這種腎性高血壓的一部分（高血壓全體的一～二%），稱為腎血管性高血壓，往腎臟的動脈變窄，腎酵素出現很多，引起高血壓的疾病。這個疾病使用腎動脈X光線攝影，兩方的腎靜脈的血液中腎酵素的荷爾蒙量做一個比較，可以獲得診斷。

以前開腹，要花很長的時間才可以進行體內深處血管擴張的手術；最近，有所謂的經皮血管形成術，從大腿動脈的前端部分放入有氣球的導管，使狹窄的部分得以擴張。狹窄部分擴張，血壓就得以下降。

對於患者而言，不需開腹的大手術，手術後的腸痙癒也沒有閉塞的危險，是相當大的福音。不過有一點要注意的是，導管若放的不好，在擴張成功後會再變窄，因此，高血壓就有再發的可能。

泌尿科的腎臟疾病

手術的適應與其他尿路疾病有很深的關係

前面談到的線球體病主要是內科，而其他的腎臟疾病，歸為泌尿科者也不少。最初的症狀出現，或者健診等發現尿異常或尿路異常時，基本上是二科受診都可以，總之要先確立後再分科。

主要的泌尿科疾病不僅是腎臟，和其它尿路疾病有關者也很多。因此，這裏要說明的疾病和尿路疾病有關，可以供參考。

水腎症　尿液流動妨礙使腎臟肥大

這種疾病因腎盂和腎杯的擴展使腎臟變大，腎臟功能變惡。

這是因腎盂、尿管、膀胱、尿道的尿路某處，因某些原因而變窄，妨礙尿液的流動，因此腎盂和腎杯擴展，製尿本體的腎臟實質變少。

水腎症的原因有很多，像腎盂和尿管的移行部先天狹窄（先天性水腎症）、尿管產生結石、膀胱產生癌、從尿管到膀胱的入口堵塞、前列腺肥大尿液排出不佳等的理由。

無症狀的情形也不少，有側腹痛、水腎症的細菌感染、腎盂腎炎引起的發熱。

這種疾病有種種的原因會引起妨礙尿流的腎臟狀態，找尋病因後再治療，

■水腎症的原因

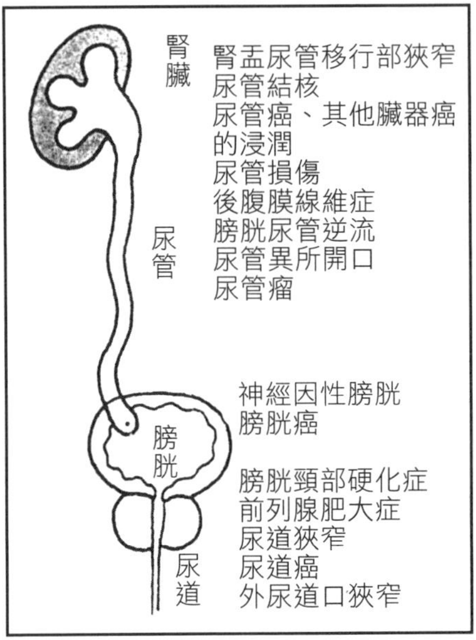

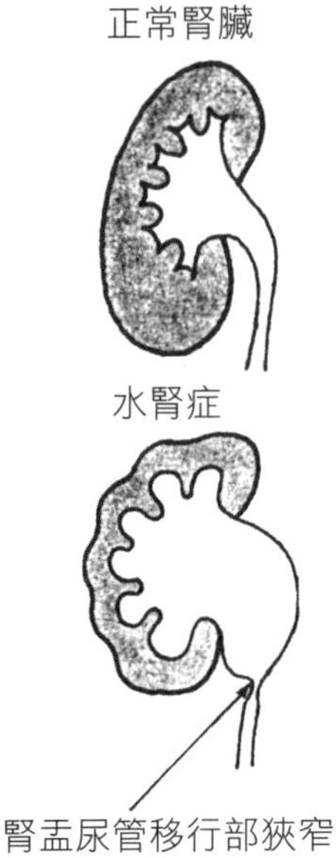

在去除原因的同時，是有必要進行手術的。若為結石要將結石摘出、腎盂尿管移行部的狹窄要把狹窄的部分切開。

水腎症置之不理，腎臟的功能會變得愈來愈不好，長久持續，腎臟功能就無法恢復，勢必將腎臟摘除。

膿腎症

水腎症的細菌附著腎臟自體化膿

水腎症細菌附著，變成膿腎症。腎臟所積的尿液變成膿狀、高熱持續、發抖、寒冷、全身衰弱。當尿中有無數的白血球和細菌，會有血尿、蛋白尿的情況。

腎盂所積的膿狀尿，暫時使用針刺腎臟使之排出體外，熱度下降、全身狀態變好時再進行水腎症手術。

不過，很多時候腎臟自體化膿是必須將它摘除的。

囊胞腎　腎臟中體液積存的囊胞出現很多機能會下降

囊胞就像袋子一樣的東西，其中裝滿了水。囊胞腎是因腎臟的實質大小無數的袋子積滿水的疾病。囊胞變大，壓迫本來的腎臟組織使腎臟功能變惡。

遺傳性疾病因腎單位與尿路結合不佳，製作出的尿液無法流出，腎臟中積存體液的囊胞會出現很多。

因為同時侵襲兩側的腎臟，所以腎臟的功能漸漸低下，形成尿毒症、引起高血壓。

症狀開始在四十歲左右，會有側腹痛、血尿、高血壓的現象，從腹上可以觸摸到腎臟。

囊胞漸漸變大，沒有辦法阻止腎機能低下，飲食療法等的生活管理可以延遲腎機能的低下和高血壓的發生。

這種疾病容易引起尿路感染，所以一定要注意。儘可能地以腎臟為治療的重點，否則最終易導致慢性腎不全，腎機能廢絕。如此一來，人工透析或腎移植就有必要了。

■囊胞腎

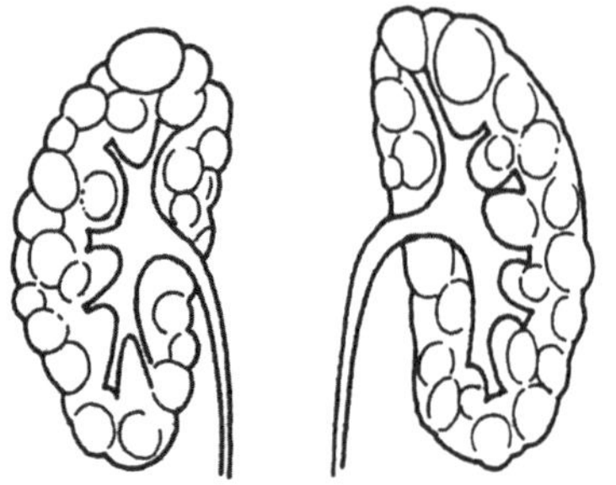

大小多數的囊胞出現在兩側腎臟

腎囊胞　良性疾病沒有症狀

和前述的囊胞腎名稱相同，但和囊胞腎不同的是無法產生多數的囊胞。

囊胞很小，完全沒有症狀，當它變大時會產生壓迫感與脹痛。

疾病自體因是良性，在沒有症狀時無需太過擔心，有時候也有囊胞穿刺注入藥物的情形。

單純性腎囊胞

腎臟的先天性異常普通沒有必要治療

腎臟的先天性異常，囊胞會出現一個或很多個。不單只是片側腎臟、兩側腎臟都可以形成。

囊胞小時沒有症狀，待變大腎臟部分會有腫瘤、脹痛的感覺。通常治療是沒有必要的，囊胞變大而且有症狀時，用針刺囊胞、除去內容液，進行囊胞的手術切除。囊胞這種東西不需要過於操心。

遊走腎

脂肪與周圍組織不發達使腎臟易動

這是指腎臟容易下降的狀態，發生在女性身上較多，也稱為腎下垂。長久站立側腹到背會感到痛，鈍痛、有時是劇痛。也會出現血尿、

■單純性腎囊胞

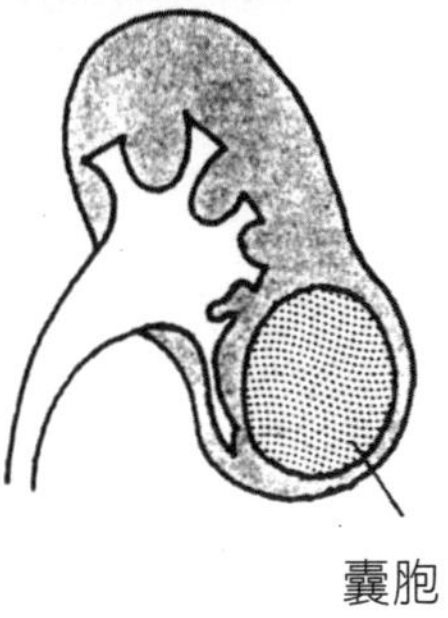

蛋白尿。

原因是固定腎臟的脂肪及周圍的組織發育變惡，腎臟因此就處於易動的狀態。常常發生在瘦的人身上，因脂肪少的關係。

一般發生遊走腎時，胃下垂和其他內臟下垂也會一起發生。

在治療上，瘦的人可以增加脂肪，靠運動加強肌肉。緊身衣、腹帶可以壓迫下腹部，使腎臟不致下垂，這也是一個方法。

特發性腎出血　出血原因處不明

如其名稱所指，為腎臟出血的疾病，即使進行各種檢查也無法發現出血的明確原因。發生在青壯年較多，不需擔心的良性疾病。

自覺症狀幾乎沒有，尿檢查也只有血尿的情形而已。原因不明需反覆進行精密檢查，當發生原因不明時，可診斷為此一疾病，不過這是無需擔憂的疾病，定期的檢查是有必要的。

■馬蹄腎

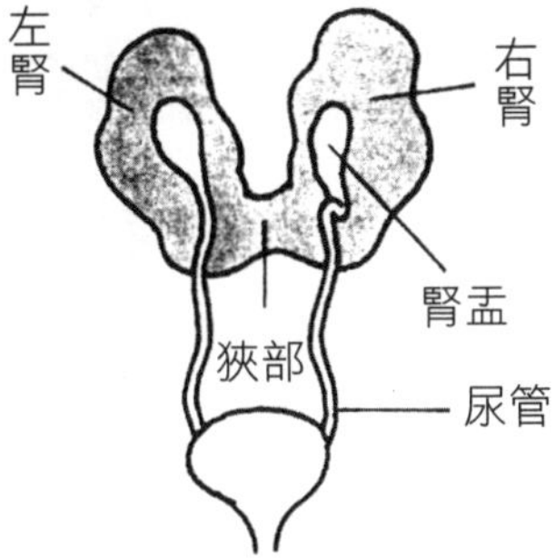

左右的腎臟融合成馬蹄型

■遊走腎

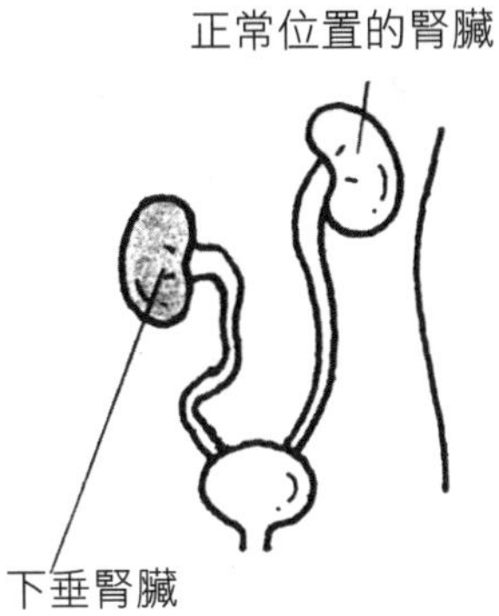

馬蹄腎　有併發症時必須進行手術

腎臟先天性異常的一種，左右的腎臟融合為一，成馬蹄形，在腎臟下方融合。千人中有一例。

幾乎是無症狀的，靠著其他檢查偶然發現的事例較多。有時從臍部到腰部會有脹痛。

水腎症和腎臟結石、腎盂腎炎會有併發症產生，這時候就必須進行手術。

尿路疾病

尿路，很多人會認為是尿道附近，不過，它指的是尿液所通過的路線。尿細管無法再吸收的水分和鹽分、老廢物等變成尿排出體外的線路，當然不單是尿道。

尿路生成的尿液暫時積存於腎臟中的腎杯與腎盂，搬運尿液的尿管與暫時積存尿液的膀胱、尿液排出體外的排出尿道的各器官構成，這全體總稱為尿路。

尿路感染症

腎盂、膀胱、尿道等產生細菌感染的炎症

尿路炎症稱為尿路感染症。依主要的病變部位分為腎盂腎炎（腎盂炎）、

膀胱炎、尿道炎等等。尿管膀胱移行部，分別上部尿路感染症與下部尿路感染症。

根據經過情形，又可分急性感染症與慢性感染症，慢性急性化稱之為急性增惡。

腎盂腎炎

腎盂細菌感染發炎擴展到腎實質

腎盂引起細菌感染，發炎症從腎盂到腎臟的實質，故為腎盂腎炎。一般稱為腎盂炎，不單是腎盂、腎臟實質發炎情況亦會擴展，較有學問的說法為腎盂腎炎。

腎盂有大腸菌等細菌附著就會引起。引發炎症的細菌感染經過路線，是由尿道進入、經由膀胱、達上行性的腎盂大部分，有時在身體的某部分有感染病變、血行性，或淋巴性感染。

腎盂腎炎有急性腎盂腎炎與慢性化慢性腎炎。兩者分別引起的情況也有，從急性移往慢性的也有。

■急性腎盂腎炎——急速發熱、寒冷、發抖及尿液的混濁、腰痛、背痛

急性腎盂腎炎會伴隨寒冷、發抖、急速發熱通常有三十九度C～四十度C的高熱。同時也有腰痛、背痛、尿液混濁、膀胱炎的症狀。

成人因為發熱會變得沒有食慾、倦怠感。小孩則會有痙攣、嘔吐等現象。

混濁尿液使用顯微鏡檢查，會發現含多數的白血球與細菌，也會有血尿的情形。

急性腎盂腎炎的治療是使用抗菌劑與抗生物質。

最初靠靜脈注射和點滴再使用藥物，熱下降、自覺症狀輕微

■感染症與經過路線

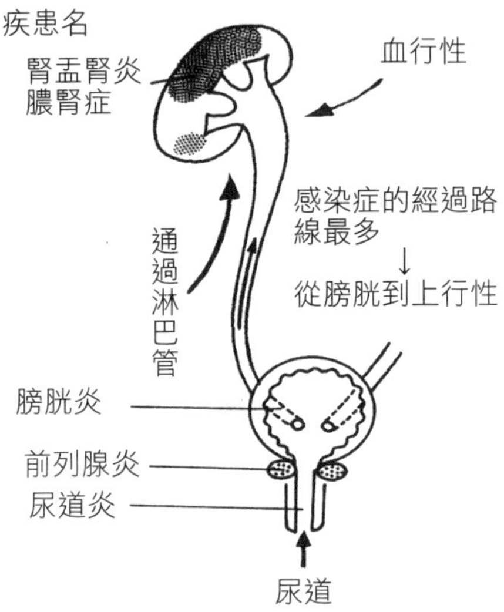

時再改用內服。

從急性期到恢復期，要保持安靜、保溫、水攝取過多尿量就會增加，這是很重要的。酒或刺激物也要控制。

藥物治療（稱為化學療法）若適切，三～四日熱就會降，一週內自覺症狀就能改善，藥物必須服用約二週左右。

治療期間大概需要二～三週。

■慢性腎盂腎炎——自覺症狀缺乏，治療要花費時間

慢性腎盂腎炎，從急性期移行，最初是無症狀、慢慢進行。它不像急性腎盂腎炎有很清楚的症狀，症狀比較缺乏是它的特徵。有的話也不過是持續的微熱、腰酸背痛之類。腎臟的功能會因而低下。

尿混濁的情形也會發生，有的可能比較沒有那麼混濁，使用顯微鏡觀察會有白血球。細菌有時是必須反覆調查才能了解。

治療上採抗菌劑和抗生物質的化學療法，它比急性腎盂腎炎更需要長時間

的投藥。不過，更應該注意的是腎盂腎炎所隱藏的發症原因。特別是慢性化、持續再發的情況，一定要進行泌尿科檢查。若找到原因，腎盂腎炎就有可能根治。

■腎盂腎炎的基礎疾病——不易醫治的腎盂腎炎

腎盂腎炎持續再發、慢性化，難以治療的狀況下，引發腎盂腎炎原因的疾病有很多，這稱為基礎疾病。

■尿路的基礎疾病

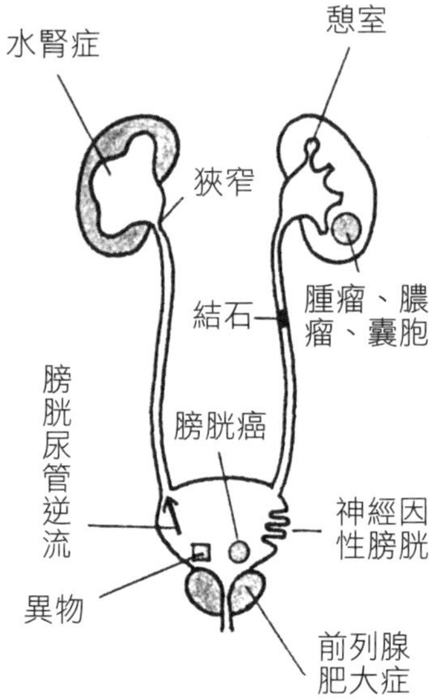

成人腎盂腎炎的基礎疾病，尿路結石的情況很多，還有水腎症、遊走腎、尿管狹窄、膀胱尿管逆流等，尿路癌也可能發現。

孩子的腎盂腎炎的基礎疾病有先天性水腎症、巨大尿管症、膀胱尿管逆流等，神經因性膀胱

（二分脊椎的膀胱作用神經機能障礙）也會引起腎盂腎炎。

尿路上有基礎疾病引起腎盂腎炎的情況，以慢性腎盂腎炎之形式潛伏，當急速變惡時會以急性腎盂腎炎發症。

為了發現基礎疾病，可以進行X光線檢查、超音波檢查、內視檢查等。

當然，基礎疾病存在的腎盂腎炎，若不將基礎疾病治療是無法完全醫治。治療上不單是化學療法，依疾病的種類進行手術。

膀胱炎　不愉快的疾狀在一週內可治癒

膀胱炎大部分是以大腸菌為代表，附著在膀胱上。病原菌主要是從尿道侵入，一些會從腎臟下行，細菌波及子宮、直腸等周圍器官，產生發炎症。

發病的誘因有忍尿、便秘置之不理、下痢後、生理期後行為不檢點等。

膀胱炎有急性膀胱炎和慢性膀胱炎，一般我們所說的膀胱炎指的是急性細菌性膀胱炎。壓倒性地以成人女性為多，男性及未成年者的發症比較少。

女性膀胱炎多的原因是女性的尿道短、外陰部容易繁殖細菌、細菌易進入膀胱內。

疾病引起膀胱炎者為複雜性，另外則為單純性。膀胱結石、膀胱癌、膀胱憩室等的基礎疾病，因前列腺肥大症殘尿很多易引起膀胱炎，這些為複雜性膀胱炎。

膀胱炎的症狀有頻尿（排尿次數增加）、排尿痛（排尿後從膀胱到尿道的疼痛）、混濁尿（尿液混濁、有時有血尿及排尿時出血）三種典型。

排尿後立刻又有尿液、排尿後又有尿殘存的感覺，不能乾淨俐落，通常是不會發熱。假如有膀胱炎的症狀而且發熱的情況，會同時併發腎盂腎炎，男性則併發前列腺炎。

膀胱炎的診斷在進行尿液檢查後可以了解。用顯微鏡觀察尿液，會發現白血球、紅血球、細菌。

但是在採尿時要注意，特別是女性在外陰部及膣的細菌、白帶若混入，會誤導判斷。所以請在清潔外陰部後再採尿。

治療上可以給予抗細菌藥物（抗菌劑或抗生物質），急性膀胱炎在三～四

■膀胱炎—細菌感染

症　狀
排尿痛、頻尿、殘尿感、尿液異常（血尿、膿尿）
治　療
水分攝取、抗菌劑（抗生物質）、消炎鎮痛劑

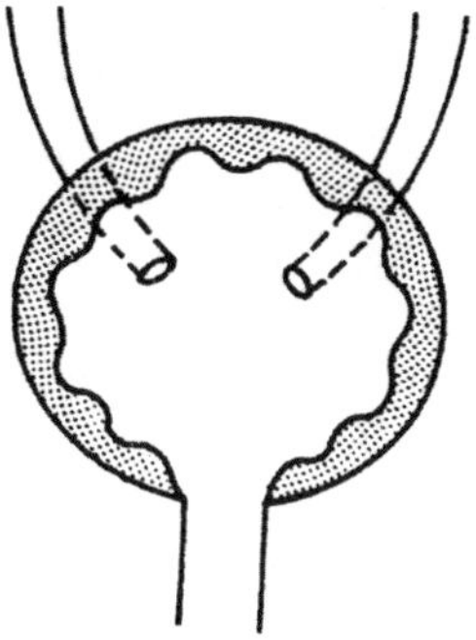

日內症狀會消失、服用一週幾乎不會再發，同時攝取充足的水分、尿量的增加也很重要。尿量多能洗淨膀胱，安靜與保溫是有必要，此外辛香料會刺激膀胱黏膜應禁止，性生活也要有所控制。

症狀的改善不佳，立刻有再發的情況，是否有前述的基礎疾病，詳細的泌尿科檢查是需要的。一般膀胱的自然治癒力很強、急性膀胱炎是能簡單治癒的疾病，若有基礎疾病，醫治延遲、很容易再發，必須將基礎疾病治癒才可以。

★日常生活的注意事項

- 不要忍住尿意。
- 水分（水、茶、牛奶、果汁等）飲用較平常多。
- 外陰部保持清潔。特別在生理期時。

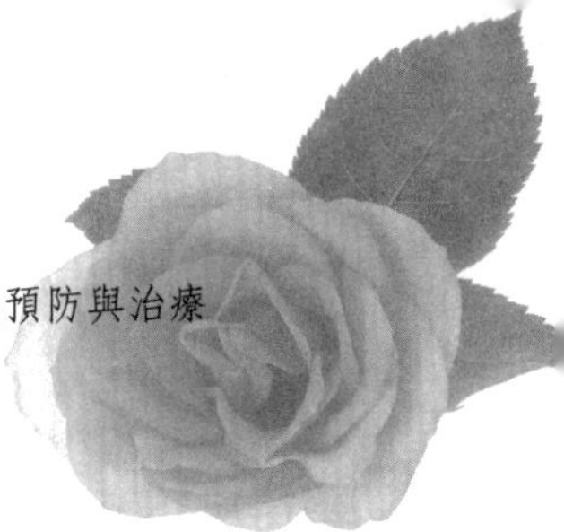

- 使用衛生紙時由前往後。
- 身體、特別是下腹部要保溫。
- 穿通氣性的內褲。
- 避免過度勞累。
- 避免有性行為。
- 避免酒類、辣椒等刺激物。

尿道炎　多為性行為感染症淋菌與衣原體為代表菌

稱為尿道的感染症，女性方面單只引起尿道炎的很少，幾乎都是併發膀胱炎。另外，男性的尿道炎大部分是因性交而感染。這裏針對男性多見的尿道炎做一個介紹。

尿道炎大略可分因淋菌而引起的淋菌性尿道炎，與淋菌以外的病原體所引發的非淋菌性尿道炎。二者都是因性行為而感染的疾病，以前也稱為性病。現在因性行為感染的疾病非常多，所以，又稱為性感染症或性行為感染症。

淋菌性尿道炎從感染後數日，外尿道會出現膿，並且排尿會有疼痛現象。這種膿經由顯微鏡觀察、培養，證明為淋菌。青黴素非常的有效，不過最近發現一種耐性菌約佔一成左右，青黴素對它是無效的。對於這種耐性菌可以使用其它的抗生物質。

非淋菌性尿道炎有很多的病原體，衣原體非常的多，而衣原體性尿道炎和淋菌性尿道炎比起來，感染後的發症期間很長、症狀很輕、膿量非常少等是它的特徵。普通的顯微鏡檢查發現不到它的病原體，需用特殊的檢查法證明。青黴素並沒有效果，四環素抗生素才有效。

■尿路結核

肺結核的結核菌擴展到腎臟、腎盂、尿管、膀胱

肺感染結核菌（稱為初感染巢），而後血行性腎臟結核菌散佈定著。經過

相當的年月，腎臟內的病變擴大、尿中結核菌排泄、腎盂、尿管、膀胱產生結核病變，現在尿路的結核已銳減。

腎臟結核

膀胱結核的階段初症狀出現

腎臟產生結核的病變，初期幾乎沒有任何自覺症狀，膀胱的結核病變發生，顯現初症狀，膀胱結核。這和普通的急性膀胱炎完全一樣，會有排尿痛、頻尿等症狀。

尿路的結核，容易引起尿管狹窄，因此，會妨礙尿液的流動，腎臟存留尿液（稱為水腎症）、若引發細菌感染，會出現膿（此為膿腎症），出現和急性腎盂炎同樣的症

■尿路結核

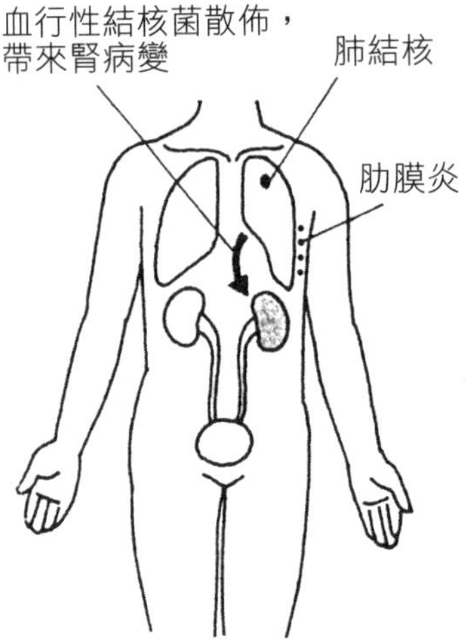

狀。

除此之外，也有微熱、貧血、酸痛等情形。

尿液如淘米水般的混濁，血尿則如紅豆汁加淘米水般的色調。用顯微鏡觀察可以發現很多白血球，結核菌染色和結核菌培養可證明結核菌。

在治療方面，若病巢很小，可使用抗結核劑藥物的化學療法。有鏈黴素、癆得治、利福平（抗結核藥）等。安靜、保溫、卡路里多的飲食療法等，是肺結核治療的準則。

病巢變大、腎杯、腎盂、尿管閉塞、尿液無法流動，化學療法無效，隨之而來的就是腎臟變得無用了。此時要進行手術的切除替換。

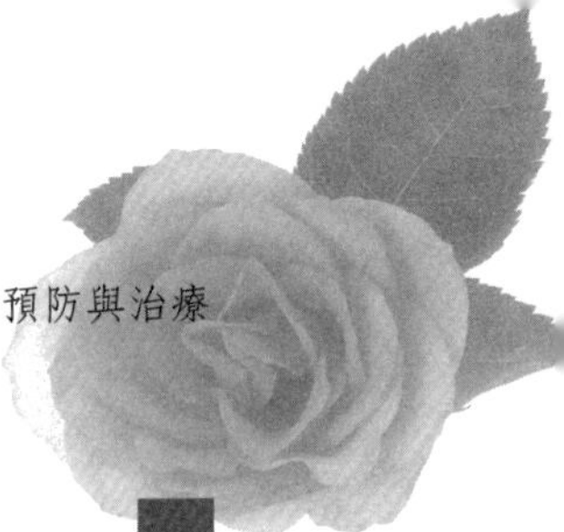

尿路的先天性異常

大多為無害性，引發不適時應予手術治療

重複尿管　尿管二條無症狀、不需治療

尿管有二條，當然腎盂也有二個。從腎臟到膀胱，二條尿管連結稱為完全重複尿管。從腎臟二條尿管出來，在途中合流為一條尿管與膀胱連結，稱為不完全重複尿管。通常是無症狀，被偶爾發現，沒有必要治療。

尿管的膀胱外開口　正常排尿外的持續尿漏

尿管在膀胱以外開口的狀態，女性有尿道、膣、子宮等開口，而男性有尿道、精囊等開口。很多時候除了排尿以外，會有持續的尿漏。

膀胱外開口的尿管腎臟，併發水腎症和發育不全腎的情況不少。施行手術使尿管與膀胱吻合，腎臟的機能變惡，尿管與腎臟也一起摘除。

■尿管的膣內開口

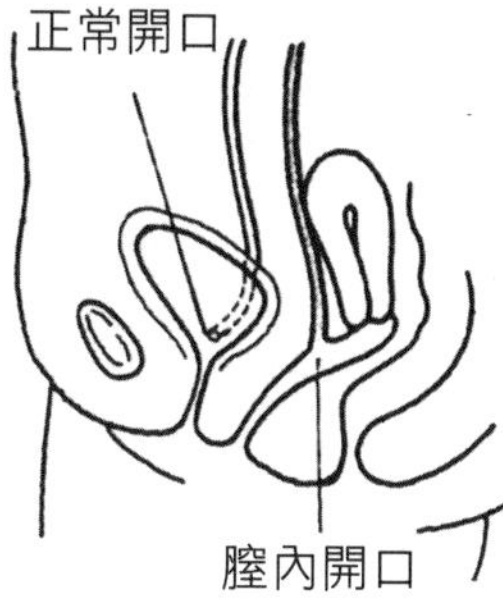

■不完全重複尿管

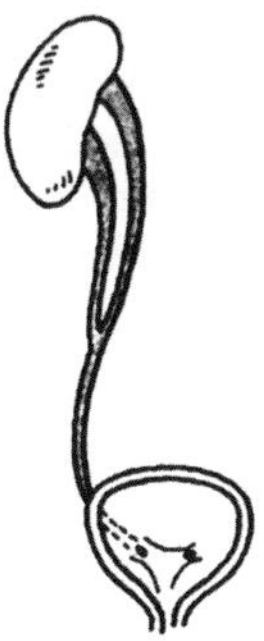

■完全重複尿管

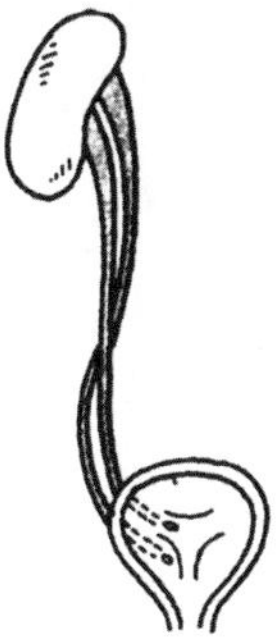

尿管瘤

水尿管症、水腎症、結石等併發症需進行手術

指的是尿管下端的袋狀擴張物，袋小症狀不會出現，大的話尿管口狹窄，併發水尿管症和水腎症、感染、結石等。有併發症就必須進行手術。

大靜脈後尿管

切斷尿管連結正確位置

右側尿管所見的先天性異常，該下行的尿管，通過大靜脈的後方，從其左側再迴轉至前方。

雖然是無症狀，併發水腎症，在有所進展後併發症的症狀會顯現。治療上採切斷尿管、

■巨大尿管　■大靜脈後尿管　■尿管瘤

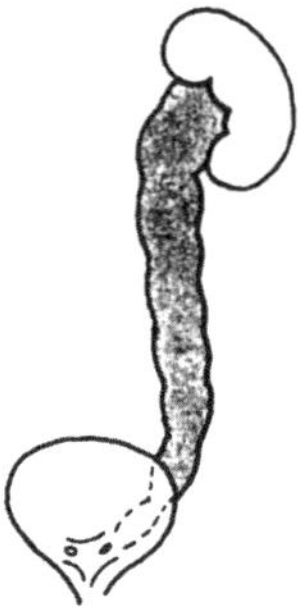

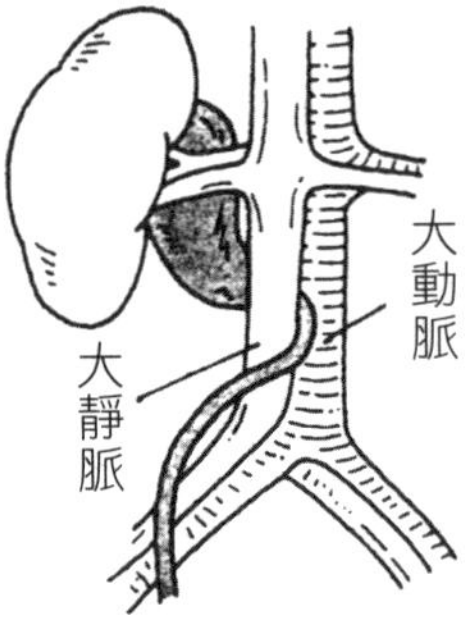

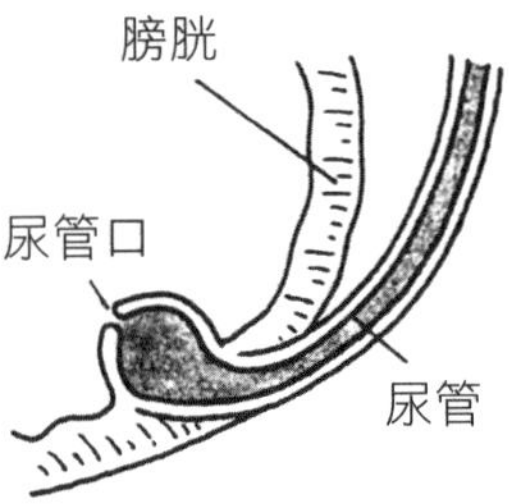

進行正確位置吻合的手術。

巨大尿管

尿路感染症進行尿管形成手術

片側或兩側，尿管高度地膨脹，引發尿路感染症，需進行尿管形成手術。

膀胱尿管逆流

防止尿液逆流構造的破壞使腎盂腎炎反覆持續

正常的狀態是膀胱有尿、不會往尿管、腎盂逆流。因為在尿管與膀胱中有逆流防止的功能，這種構造先天上若已毀壞，膀胱尿就會往尿管逆流。

因膀胱尿逆流回尿管或腎盂，腎盂腎炎則

反覆不止。反覆性腎盂腎炎中發現較多，有時在尿液檢查中也可以發現細菌尿和膿尿。

逆流的程度分為一到四度，程度輕者自然就可治癒，特別是孩童，放置不理有五十%左右會好轉。

三～四度逆流則為高度逆流，反覆的腎盂腎炎手術是有必要的。所謂的逆流防止手術，就是在膀胱黏膜下製造一隧道通尿管。

外　傷

發生頻率不高，卻常是重症

腎臟損傷　腎臟的挫傷、裂傷、破裂

腎臟靠著肋骨和腹腔內的臟器，處於被保護的位置，因此，被傷害的機率

並不高。不過由於交通事故、運動事故、勞動災害等外力，腎臟因而損傷，因此，可以發現到有血尿的情形。不過，損傷若嚴重，有時血尿反而不會出現，這是應該注意的。腎臟部分痛，側腹有隆起的現象。

靜脈性腎盂攝影、CT掃描等，可以清楚地了解損傷程度。

出血過多、陷入昏厥的狀態，當輸血也沒有效果時，要立刻進行手術。儘可能地縫合腎臟、挽救腎臟。出血過多要保持安靜，等待腎臟傷口的治癒需要二～三週。

尿管／膀胱損傷　下腹部碰撞膀胱損傷

尿管損傷的情況非常少，外傷所引起的並沒有。膀胱損傷也很少，下腹部碰撞、膀胱因而損傷的情況是有的，可以發現到有血尿。

膀胱損傷所引起的漏尿，進入腹膜中和腹膜外的治療不同。前者必須立刻進行手術縫合膀胱損傷部；後者嚴重的話需要手術，輕度則在膀胱內留置導管即可治癒。

尿道損傷　骨盆骨折伴之而來的重傷

尿道在尿路的外傷中是最容易發生的部位。幾乎都是發生在男性身上。尿道的深部（稱為後部尿道）損傷，是因下腹部強打引起骨盆骨折而發生的。會陰部外力侵襲，尿道的前部（稱為前尿道）會損傷。外尿道出血，會出現血尿，尿道完全切除則無法排尿。要立刻進行尿道造影，確認尿道損傷部位的程度。

治療方面先從下腹部刺針、插入導管，使之能排尿。再做尿道切除部分的縫合手術。

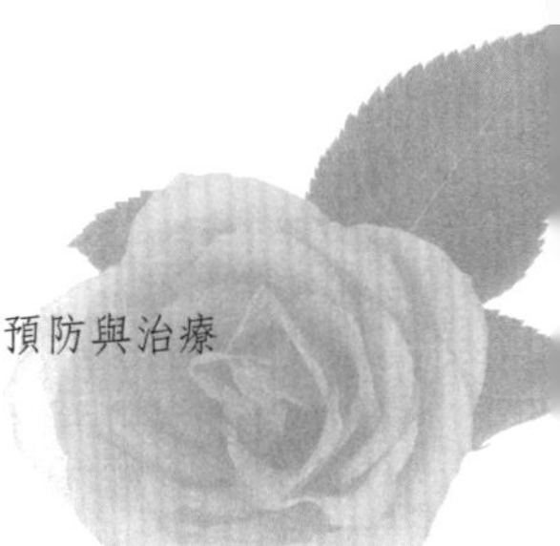

結石

尿路結石的種類與治療

上部尿路結石與下部尿路結石，一般所知的腎臟結石約佔九五%

尿路結石是相當古老的疾病，甚至發生在古埃及的木乃伊身上。尿路結石依結石存在的部位分為腎臟與尿管的上部尿路結石與膀胱、尿道的下部尿路結石，其中九五%為上部尿路結石，一般以腎臟結石而為人所知。

在腎臟的實質製造相當細的小石卵，腎杯或腎盂中漸漸變大，小的會掉入尿管。結石是靠溶入尿中的鹽類蓚酸鹽、碳酸鹽、磷酸鹽、尿酸鹽等，在某種的狀態下凝固。至於為什麼會有這樣的情況，細部的組織構成狀況仍不清楚。
不過，尿路感染、尿路某處妨礙尿液流動的疾病、控制鈣的荷爾蒙增加（副甲狀腺機能亢進症）、血液中的尿酸量高（高尿酸血症）等狀態，可知是容易患結石的。

腎臟、尿管結石（上部尿路結石）　激烈疼痛與血尿為其特徵

腎臟所製造的結石、落入尿管，腎臟結石和尿管結石所以是相同的東西。
症狀方面，疼痛與血尿是它的特徵。疼痛依結石的部位而有異。腎杯或腎盂的腎臟中有結石時，腰和背會有脹痛，結石落入尿管、尿液流動突然停止而引起激痛。
這稱為疝痛，發作是從腰到側腹，非常激烈的疼痛。疼痛會跑到下腹部及外陰部，冒冷汗、噁心、想吐，也會有血尿出現。
不過也有不痛，只有血尿的結石。尿液混濁為主要的特徵。
結石的大小與症狀的程度沒有關係，小石子是較容易動，也較容易引起疼

■尿路結石的成分

		結石成分	顏色	形狀	硬度	尿液性狀
X光線檢查	可拍攝結石	蓚酸鈣結石 磷酸鈣結石 磷酸鎂結石 金屬元素結石.	褐色 白色 灰色～ 黃色	小型表面粗 小型球狀 大型 形狀不一珊瑚狀	強硬 硬脆 脆硬脆 脆	酸性 鹼性 鹼性
	不可拍攝結石	尿酸結石	褐色	小型球狀～橢圓狀	硬	強酸性
		胱氨酸結石	亮黃褐色	大小不同	硬	酸性
		黃嘌呤質結石	黃褐色	球狀～橢圓狀表面滑	比較軟	酸性

■結石的症狀與治療

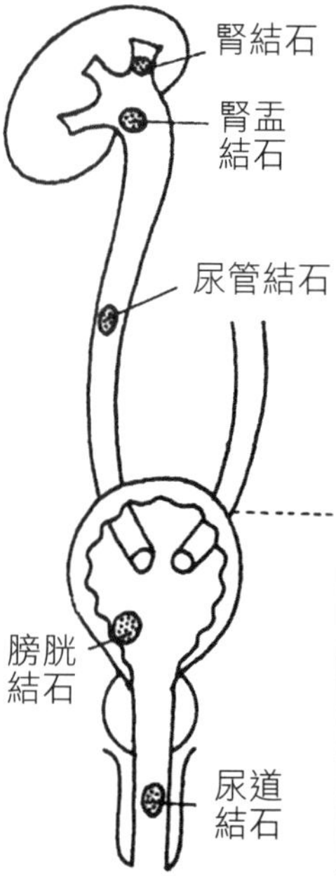

上部尿路結石症	症狀 疼痛　腰痛、側腹部痛、疝痛、脹痛 血尿　肉眼可見的血尿及顯微鏡血尿 治療法 自然排出可能的結石 水分攝取量多尿量也多，可待排石 自然排出不可能的結石 體外衝擊波結石破碎術（ESWL） 經皮的腎尿管結石摘出術(PNL) 經尿道的腎尿管結石摘出術(TUL) 開腹手術
下部尿路結石症	症狀 頻尿、排尿痛、殘尿感、血尿、排尿困難、尿閉、尿線中絕 治療法 經尿道的內視鏡摘出術 小結石沒有關係，大結石要擊碎、摘除 開腹手術

痛。

腎臟、尿管結石，以二十～四十歲為主，特別是青壯年人最多。性別方面男性多，約三比一的比率，症狀的引發以春到夏季為主。

膀胱、尿道結石（下部尿路結石）收集腎臟所製造的結石

膀胱的結石情況很少，佔尿路結石全體的五％以下。大部分有尿液排出不佳的疾病（像前列腺肥大症等疾病），很容易結石。

另外，在尿道的結石也非常少，尿道的結石是膀胱排出的結石聚集尿道。

然而下部尿路結石的大部分，是腎臟生成的結石從尿管落入膀胱。

症狀方面因結石刺激膀胱黏膜，和膀胱炎一樣有頻尿、排尿痛、殘尿感、血尿等。結石在膀胱出口或尿道，會造成排尿困難、尿液很難排出、排尿途中尿液停止。

結石的治療

不理會自然排出的結石會使腎臟失去功能

腎臟、尿管結石，能自然地與尿液一起排出是最理想的。實際上，小結石大部分是會自然地與尿液一起排出。結石從腎臟落入尿管，從尿管落入膀胱，膀胱—尿道—外尿道口，以排尿的形式是非常容易排出的。即使尿道有異物感也能很簡單地排出。

不過，自然排出的日數是不定的，有數天，也有幾個月的情形。結石的大小和排出日數也沒有一個定數關係。

為了能讓結石自然排出，必須攝取更多的水分，尿量的增加很重要。約佔八成的結石，在很小的時候就能自然排出體外，餘者的二成則無法排出。結石的直徑在十公釐以上、幅度六公釐以上，要結石自然排出是不合理的。

對於沒有自然排出可能性的結石必須予以去除，結石在腎盂或尿管中會妨礙尿液流動，腎盂和腎杯擴展變成水腎症，腎臟的功能則變低下。細菌感染腎臟會變得失去功能，甚至不可能恢復。

不可能自然排出的結石，特別是腎臟、尿管結石（上部尿路結石），體外衝擊波結石破碎裝置的治療非常有效果。

膀胱、尿道結石（下部尿路結石）不能自然排出的結石，使用內視鏡經尿道摘除結石，也有必須使用膀胱及尿道手術摘除。

■經尿道的尿管結石摘除術（TUL）

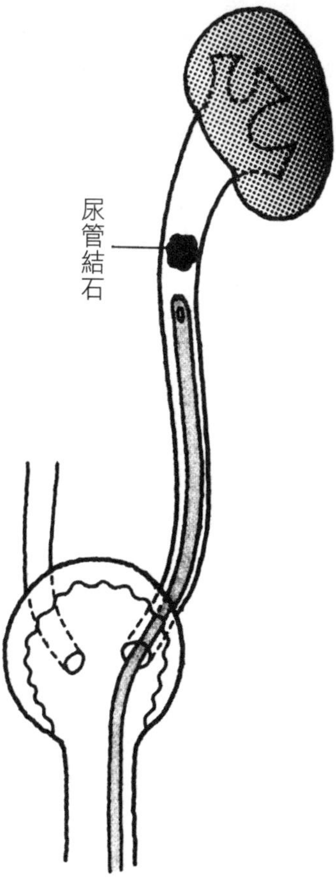

往尿管插入經尿道的尿管鏡，觀察結石，小的撻出去大的使用超音波或電水壓將結石擊碎。

體外衝擊波結石破碎裝置

從體外而來的衝擊波粉碎結石

沒有自然排出可能的結石，一直到最近都是進行手術摘除。不過，最近開發了劃時代性的治療法，不切除尿路結石也能治療。現在結石治療的主流，進行的是所謂的體外衝擊波結石破碎裝置（ＥＳＷＬ）的機器。

這種裝置，衝擊波由體外發生，把波傳送到體內，集中衝擊波的能源對準結石，將結石擊碎。

此裝置治療，適合腎臟結石與上部尿管結石的治療，二公分的腎內結石都能完全粉碎。破壞後再補充充足的水分，就能靜待細石的出現。

珊瑚狀結石，結石集中在腎臟、中下部尿管結石，阻礙著尿液的流動，必須往腎臟扎孔、製作尿液流路、從孔中插入處置結石的器具；或者從膀胱插入逆行性尿管導管等，須和其他的治療法一起進行。

這個治療法和以往的手術所使用的手術療法比起來痛苦較少，住院期也較短，而且安全性高。

■體外衝擊波結石破碎裝置（ESWL）

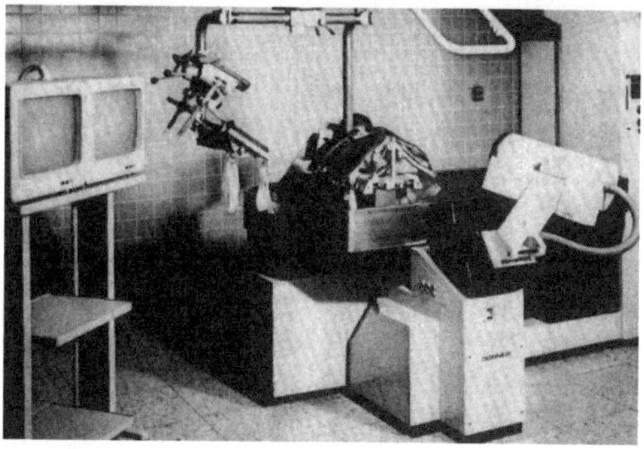

■經皮的腎臟結石破碎術（PNL）

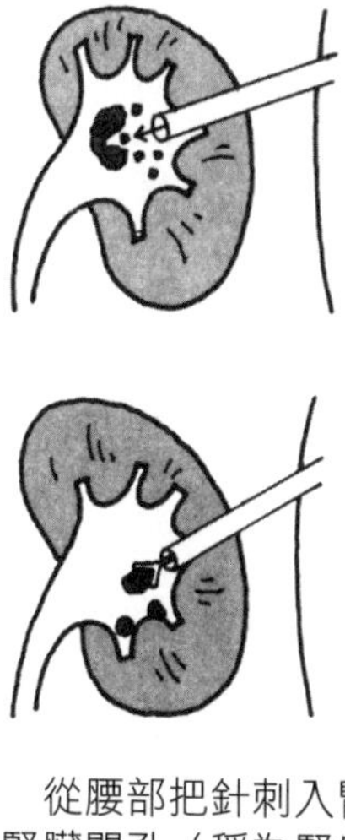

從腰部把針刺入腎臟，腎臟開孔（稱為腎瘻）插入腎盂鏡，使用超音波觀察結石、弄碎結石。

■ESWL 的組織

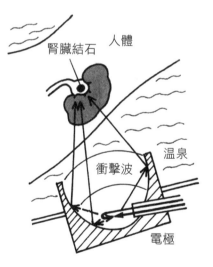

藥物療法　止痛常備藥溶解結石例子少

藥，主要用於治療疼痛，尿路結石的痛是強烈的，發作性的疝痛特徵也是疼痛。在這個時候，也有常備藥的鎮痛劑無法止痛的情形，疼得無法忍耐需要找醫生注射止痛。

不過，有結石也未必一定會引起疼痛，完全沒有感到痛的情況也很多，依舊能過正常生活。不管如何，有結石的現象，還是要準備止痛藥。

藥物當中是否有溶解結石的藥物呢？

普通的尿路結石大部分為鈣結石，溶解這種種類的結石藥物並沒有。腎臟中放入管子，注入特殊藥物，不斷地給予結石刺激就能使之溶解。不過因為有副作用，所以一般的治療並不使用此法。

頻度少的結石，尿酸結石成分的結石，為使尿液呈酸性需多量攝取水分、使用抑制尿酸生成的藥物、防止結石的增大、再發。胱氨酸結石的成分有溶解的藥物，但這種結石自體相當少。

再發的預防　水充分地補給注意鈣的攝取量

尿路結石的再發率相當高，持續十年的觀察可知超過五十%。不過，為了預防再發，要怎麼做還是個問題。

結石原因不明點相當多的現在，並沒有所謂確切的方法。一般而言有以下幾點要注意。

①要多攝取水分。尿量多，能溶解尿中的結石成分，使之不結晶化。

②因牛奶及乳酪等乳製品含鈣量較多，攝取量要控制，不予攝取過剩，尿中的鈣排泄量會因而增加。

③請勿偏食。能防止尿中特定物質大量的排出。

尿路的腫瘤（癌）

腫瘤有良性腫瘤和惡性腫瘤，但尿路的腫瘤幾乎是除去尿道的惡性腫瘤，而它的大部分是癌。根據統計，泌尿科的診斷病例年年增加。

腎臟的癌症

沒有其他症狀的無症候性血尿較多，發現血尿時需立刻檢查

腎臟癌，是腎臟實質發生的腎細胞與維耳姆斯腫瘤（前者為成人、後者為孩童病例）、腎盂發生的腎盂癌。

腎細胞癌

血尿不持續、沒有其它自覺症狀

腎細胞癌是腎臟癌中最多的，約佔八十％。五十、六十歲佔最多，男女比例上男性為女性的二～三倍。

腎臟癌的症狀有三個主要症狀，血尿、肌肉酸痛、疼痛。不過，初期顯現的症狀只有血尿，稍後隨著疾病的進行症狀依次會出現，側腹接觸會酸痛、腎臟會感到疼痛。

在早期的發現上，血尿是相當重要的症狀。

腎臟癌的血尿特徵，稱為無症候血尿，會出現紅尿，除此之外，沒有其它的自覺症狀。血尿沒有持續、立刻消失，常常會因而忽略。血尿在其它的疾病上也看得到，不管如何血尿顯示在尿路的某處產生異常，所以，應該到內科或秘尿科的專門醫院接受檢查。

腎臟癌的診斷有腎盂造影、超音波檢查、ＣＴ掃描、血管造影等，比較容易了解。

■主要的尿路癌

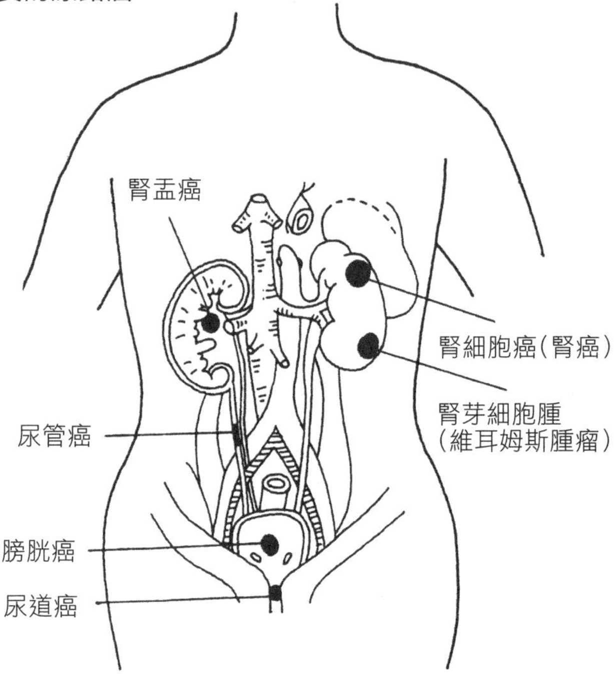

疾病名稱	發症年齡	男：女	初發症狀
腎細胞癌(腎癌)	50～70	2：1	血尿
腎芽細胞腫 (維耳姆斯腫瘤)	0～5		腹部腫瘤
腎盂癌	50～70	2～3：1	血尿
尿管癌	60～70	2～3：1	血尿
膀胱癌	50～70	3～5：1	血尿
尿膜管癌	40～50	♂＞♀	血尿
尿道癌	50～70	1：4	排尿障礙、出血、血尿

■腎（細胞）癌

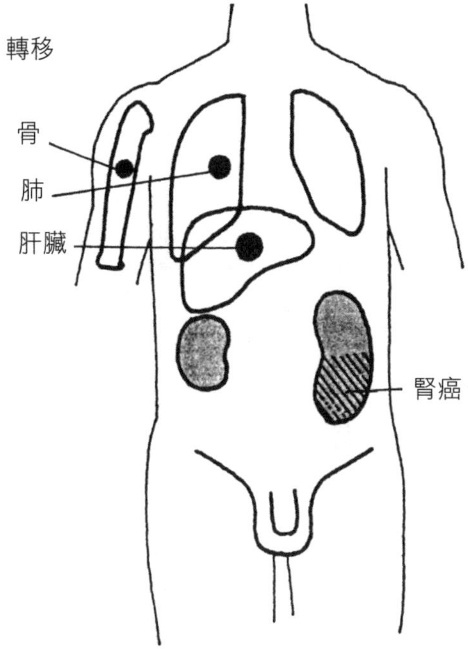

- ●症狀主要為血尿（無症狀的無症候性血尿也要注意）
- ●診斷有尿檢查、腎盂造影、超音波檢查、CT 檢查、腎臟的血管造影

那一部分的腫瘤都要如此檢查，腎臟癌早期發現非常重要，容易轉移的部分有肺、骨、肝。

治療上以手術療法的腎臟摘出為原則，轉移到其他內臟器官時要使用濾過性病原體抑制因子的藥物。也可以與其它抗癌劑併用。

維耳姆斯腫瘤（腎芽細胞腫）

五歲以下的孩子腹部疼痛

孩子的腎臟腫瘤是所謂的維耳姆斯腫瘤，也稱為腎芽細胞腫。大部分發生在五歲以下的幼兒，佔腎臟腫瘤的五％。

和成人的腎臟腫瘤不同，血尿少、腹部疼痛情況的發現較多。腹部也會有浮腫現象，進行時以血行性轉移至肺、肝。

診斷上和成人的腎臟癌同，採腎臟的畫像診斷。

早期發現，可進行早期的腎臟摘出的手術療法。比成人使用放射療法、化學療法（放射菌素D或制癌劑的藥物）更有效。

■腎盂、尿管癌

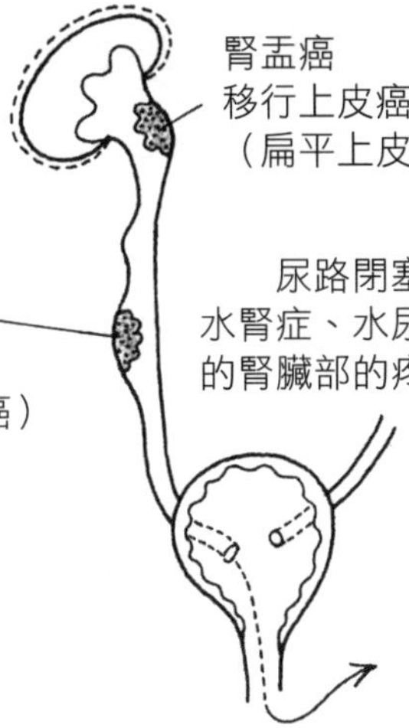
（扁平上皮癌）
尿路閉塞伴隨
水腎症、水尿管症
的腎臟部的疼痛。
尿管癌
（扁平上皮癌）

腎盂癌

和腎細胞癌同樣以無症候性血尿為特徵

腎臟製造的尿液一時積存在腎盂所發生的癌。五十歲以後較易發生，男性多於女性二～三倍。約佔腎臟癌的十三％。

症狀主要是血尿，和腎盂癌、腎細胞癌同為無症候性血尿，沒有其它症狀。

靜脈性腎盂攝影和逆行性腎盂攝影，可以明白病變的情形。

尿液的細胞診也很重要。

治療是手術療法，摘除腎臟與尿管。

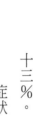

膀胱癌

泌尿科癌中再發率最高 要注意自然消失的血尿

膀胱的腫瘤大部分為惡性腫瘤，而且幾乎全是癌症。泌尿科癌中，更多這種情形。大多發生在五十歲、六十歲，男性更是女性的四倍。

癌症原因雖仍不明，不過膀胱癌對於染色體工廠的從業員來說是發病率高的，原因為化學藥品。這種膀胱癌的職業病發生並不是新的職業病症，但導致發癌的物質卻是值得注意、研究。最近根據研究調查，吸菸者比非吸菸者的膀胱癌發生率要高。

症狀方面仍以血尿為主。無症候性、肉眼可見血尿的情形較多，突然地發生血尿、爾後很自然就消失了。這期間可能再發生血尿，持續期間也會很長，

■膀胱癌

形態	乳頭狀、有莖性 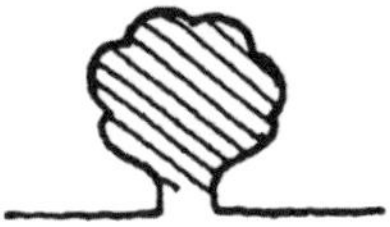 非乳頭狀、廣基性 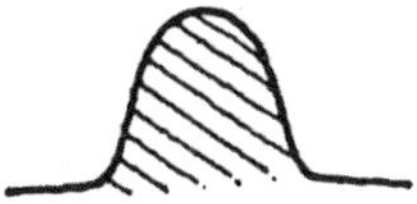 ●主要為移行上皮癌。也有扁皮上皮癌和腺癌。
診斷	症狀有血尿（要注意沒有症狀的無症狀血尿） 尿檢查、尿細胞診、膀胱鏡檢查
治療	手術 　經尿的腫瘤切除、凝固術 　膀胱部分切除術 　膀胱全摘除術 　　（尿路變更術也一起進行） 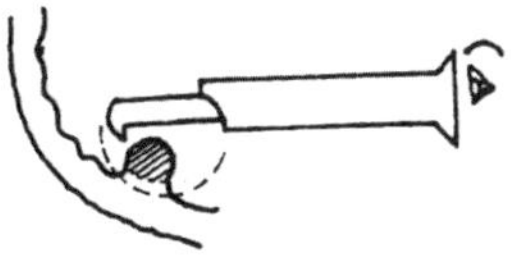 放射線療法 化學療法 　膀胱內注入療法 　全身療法 　動注療法 免疫療法 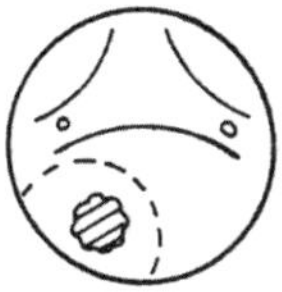 膀胱部分切除術

再消失、出現。這樣的狀態反覆持續，漸漸地變成頻繁的血尿，腫瘤情況也愈進展。

疾病進行時有膀胱的刺激症狀（頻尿、排尿痛、排尿困難等）的自覺症狀顯現。

膀胱鏡檢查，確認癌的大小、形狀、數目、性狀等，對於尿液的細胞診也非常有用。

膀胱癌的治療是手術療法，手術方法從尿道插入膀胱鏡，從鏡中一邊看將癌的部分切除（稱為經尿道的電氣切除和電氣凝固術）、剖腹、切除膀胱的一部分或者全部摘除方法（膀胱部分切除術、膀胱全摘出術）。依照癌的進行及擴展程度、癌細胞的性質，進行適切的手術方法。

膀胱鏡手術只將膀胱的癌部分及附近切除，膀胱仍存留，但在一定要將膀胱摘除時，就無法經由尿道排尿。男性則前列腺、精囊腺也須一併摘除。這種情況下必須進行把尿液導向體外的尿路變更手術。

因為不留下膀胱，所以早期發現是很重要的。注意血尿的情況，儘早接受

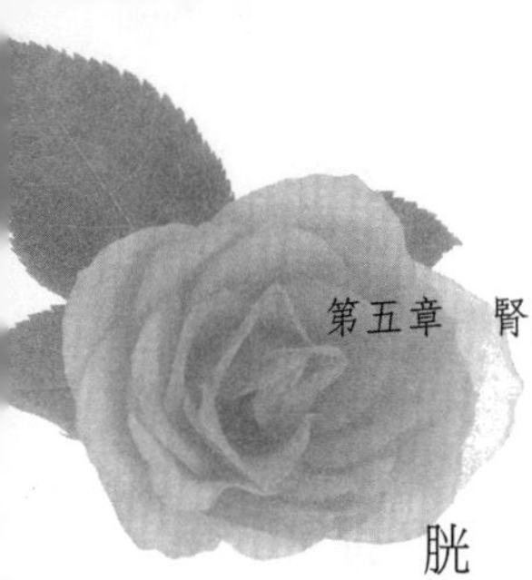

泌尿科的檢查。

手術療法併用，各種的補助治療法的組合，放射線照射的放射線療法、抗癌劑的化學療法等等。

膀胱癌的再發率高，有必要定期檢查。

其他尿路癌

尿道癌　幾乎都是良性腫瘤並以女性為主

尿道腫瘤方面良性腫瘤比惡性腫瘤還要多，和其他尿路腫瘤是不同的。尿道癌以女性為主，年齡層在五十歲。症狀有尿道出血、排尿痛、排尿困難。

治療以摘除手術，依癌的進行而施行尿道部分切除、尿道全摘除、尿道膀胱全摘除。一種叫做滿黴素（Pleomycin）的藥物非常的有效。

另外，比尿道腫瘤發生更多的疾病是尿道癰，在外尿道口附近有紅腫。和腫瘤是完全不同的，不必擔心，可採照射治療。

■成人病的尿路、男性性器官治療

前列腺、腎、膀胱腫瘤三十年各以八倍、五倍、三倍的死亡率增加

最近的癌症中以尿路、男性性器官癌的增加最為明顯。癌症的臟器別多少有些變遷，胃癌、子宮癌開始減少，肺癌、直腸癌有增加的傾向。

尿路、男性性器官的癌症也持續增加。根據統計，前列腺癌在三十年間的死亡數增加八倍，腎癌增加五倍、膀胱癌增加三倍，顯示出明顯的變化。

增加的因素方面，可能因人口的老齡化、飲食生活的變化、生活環境變化、環境污染有關。

主要尿路、男性性器官癌，並有以下的狀況。

■男性性器官癌

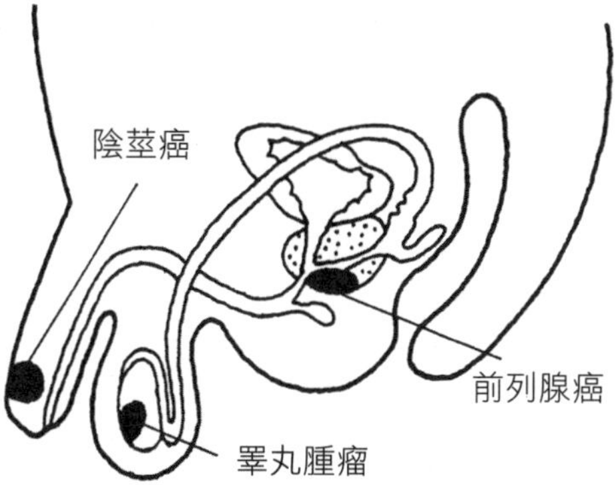

疾病名稱	發生年齡	初發症狀
陰莖癌	40～70	陰莖腫瘤
前列腺癌	60～80	排尿障礙
睪丸腫瘤	20～40	陰囊內腫瘤

環境因子　發生率漸漸增加

國人的尿路、男性性器官癌的發生率和世界各國比，可謂低的人種，最近卻有增加的傾向，似乎已漸和歐美各國比擬了。在此將癌症的發生和環境要因做一個討論。

泌尿科的癌症中，有所謂的陰囊癌，陰囊皮膚所產生的癌，發癌與環境的關係可以說非常的明顯。十八世紀末英國的煙囪清掃工人，患陰囊癌的病例非常多，石碳的煤灰刺激因而導致癌症發生，這已獲得科學上的證明。

德國的染色工廠工人大多罹患膀胱癌，在這個世紀初發現染料的化學物質是發生癌症的重要因素，也已獲得科學上的證明，衍然成為有名的職業病。近年來由於工廠的環境整備與衛生管理，幾乎已難發現了。

陰莖癌也和生活習慣發生率有關。陰莖癌和包莖有關連性。有一種人種，他們在出生後就進行割禮的宗教儀式，幾乎沒有發生過陰莖癌。

前列腺癌在歐美男性高齡者癌症死亡者中佔一～二位。在台灣卻比較少，幾乎是美國白人的十三分之一，這似乎是人種上的差別。

除此之外，在移民夏威夷的東方人第二代，人種雖和東方同，但前列腺癌的發生率卻介於東方與美國之間。這項研究調查似乎說明了前列腺癌的發生除了人種差別的先天性因素外，必須考慮到環境因子。

早期發現 血尿做記號、定期健診

尿路癌（腎臟、尿管、膀胱、尿道的癌），製造尿液、運送、排出的路線都可能產生癌，當癌出血、組織崩解的物質都會混入尿液中，於是產生尿液異常。若將異常情形加以檢查可以發現是血尿。

癌的血尿特徵是肉眼看得見的血尿，沒有其它症狀伴隨的情形比較多（無症候性血尿）。中高年者從無症候性血尿中常發現癌症。

無症候性血尿，不限於長期間的持續，暫時性的血尿、立刻消失的情況比較多。不過對於這些症狀請不要自我隨便地診斷，有病還是需要醫治。

癌症初期容易制止。

顯微鏡的血尿長期持續，應該接受癌症的檢查。從健康檢查發現顯微鏡血尿，接受泌尿科檢查而證明是患尿路癌的患者不在少數。

前列腺癌的血尿並不是很多，因為血尿並不會隨著它的症狀出現而有增量的情況。前列腺癌用手指從肛門插入，可以直接檢查，在早期發現上並不輸於直腸內指診，在自覺症狀還沒有出現的早期癌就可以發現了。

尿路、男性性器官癌的睪丸腫瘤、陰莖癌，自我觸摸檢查可以發現它的異常。大多數並沒有自覺症狀，所以常常會延誤就診時效，必須要注意。

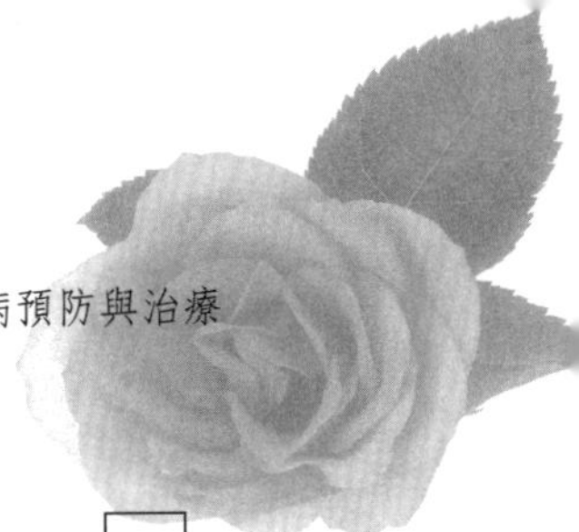

預防與對策

抽菸與飲食生活

癌症的原因在現在的醫學上尚未完全的理解，可以說仍是不明的。尿路・男性性器官癌也是一樣。

早期發現、早期治療的原則下是適用各種的癌症，自我的健康管理可以說是非常有必要。

隨著醫學的進步，癌症發生的要因將會被一一解開，現今我們可以知道的是它和外部環境和生活環境是有密切關係。菸與癌症的關係大家都知道，在尿路癌中膀胱癌與吸菸有其因果關係，和腎癌似乎也有關連。

在前面所述前列腺癌的發生和環境有關。特別是飲食生活，和動物性蛋白質、脂肪的攝取大有關係，因此，飲食生活的均衡非常重要。

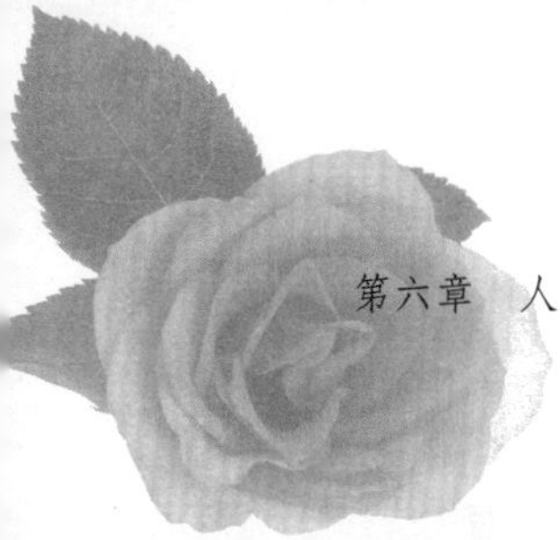

第六章

人工透析與腎臟移植

人工透析療法

■血液透析

人工腎臟可替代腎功能運作低下的病患淨化血液

由於急性腎不全或慢性腎不全導致腎功能低下，無法維持生命正常運作，此時就必須仰賴人工透析等血液淨化法。

急性腎不全會使得尿量減少，血液中的尿素或肌氨酸酐開始上升，如果此時能儘早開始人工透析，治療效果將會大幅提高。

慢性腎不全正如前一章所述，一般來說，每一公合（十分之一公升）的血清中含有八毫克以上的肌氨酸酐，而尿毒症狀一出現就應開始透析的工作。可是不論是年輕人或上了年紀的人、或有無腎炎者，一旦罹患上糖尿病性腎臟病症後才開始作透析，所得的效果將會有所差距。

除了透析之外，最近又研究出血液過濾、血液透析過濾、血液吸著、血漿抽離法等。現今這些方法統稱為「血液淨化法」，並廣為所用。

換句話說，血液淨化的各種方法不侷限於腎不全，甚至可以運用到體內有過多毒物或藥物中毒的情況、肝臟功能低下使得過量的肌氨酸酐停留在體內，或體內產生特別的免疫複合體物質（膠原病）等，都可以運用血液淨化的各種方法。

血液透析的構造　擴散、浸透、超壓過濾的應用原理

人工透析療法中，最普遍的方法是血液透析。血液透析法是用玻璃紙之類的半透明膜，它可以讓分子量小的物質通過，細菌、紅血球、白血球等較大的細胞則無法通過。以此半透明膜為分界，一邊放置血液，另一邊則為透析液。

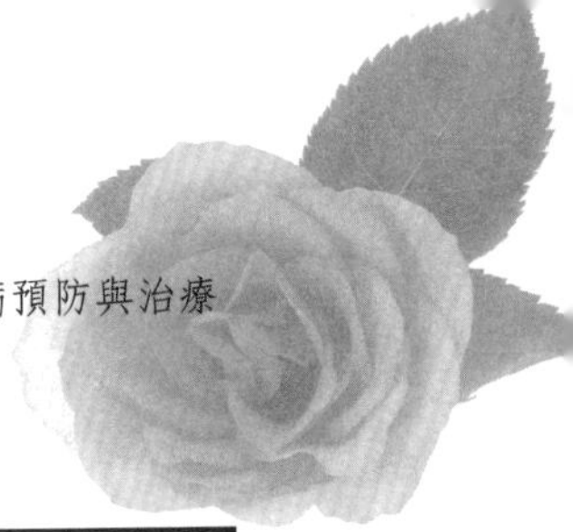

◎尿毒症◎

慢性腎不全或急性腎不全，導致腎臟機能低下時，原本應經由尿液攜帶排出體外的各種代謝產物會囤積體內，很容易危害到人體。

最能顯示腎機能的是血液中的肌氨酸酐，其濃度為每公合血液中含有一・二毫克以下的肌氨酸酐為正常值，八毫克以上會引發所謂的尿毒症，甚者更達到二十毫克以上的肌氨酸酐含量。

尿毒症的患者會出現下表的各種症狀，有些症狀會單獨出現，有些人則同時併發好幾種症狀。通常乏尿或無尿會在嚴重的浮腫、高血壓或貧血中出現，因尿毒症而引起食慾不振或連續嘔吐而有脫水現象，便容易導致低血壓。

人工透析療法對尿毒症來說是不可或缺的，如果食物或藥物療法可以或多或少抑制腎機能惡化的話，可以稍微延後人工透析法的治療，不過因症狀的不同，緊急性的人工透析法有其必要性。

■尿毒症的症狀

消化器官症狀	食慾不振、噁心、嘔吐、下痢、腹痛、便秘等。
出血現象	鼻出血、牙齦出血、皮下出血、性器官出血、吐血、便血等。
神經症狀	頭痛、抽搐、精神障礙、意識障礙等。
心不全症狀	心悸、氣喘、呼吸困難。
視力障礙	複視、眼底出血、視力減退等。
皮膚症狀	色素沈澱、皮膚乾燥、刺癢等。
骨骼病變	發育障礙、骨、關節痛、骨折、石灰化等。

透析液與正常的體液相似，可以淨化血液。用這種方法可以除去體內過多的水分、鈉、鉀、氨、肌氨酸酐與引發尿毒症的原素。

在薄薄的半透膜鑽開些細小的孔隙，依著孔隙大小的選擇，可以除去和蛋白一樣大小的物質。

■擴散與滲透

大家應該還記得小學時用玻璃紙做實驗的景象！在濃度較高與濃度較低的砂糖水溶液之間放置玻璃紙，濃度高的水溶液會往濃度低的地方流動（這就是擴散），另一方面，水少的地方也會向多的地方流動，液面因而漲起（這就是滲透）。

此時，把水從少的地方向水多的地方牽引的力量，就叫做滲透壓。

做透析的時候，將體內儲存的多餘水分取出，透析液這一邊加負壓吸出；另外，血液的側加正壓擠壓出血液中的水分，如此便可以把施加滲透壓也無法去除的水分取出。這樣加注比普通滲透壓更大壓力的去除水分方法便是「超壓過濾」。

透析液和人類的正常體液很相似，腎不全的人體內的含鉀量容易升高，也容易引發酸血症。因此，為了抑止鉀含量過高可以再加上醋酸或碳酸氫鈉。

以半透膜為界限，讓血液接觸透析液，透析液這方面會解析出尿毒症的原素、多餘的鈉、鉀等物質；醋酸和碳酸氫鈉進入血液之中，將體液中的酸血症改為弱鹼性。

另外，隨著所施加的正、負壓力的不同，多餘的水分可以藉由超壓過濾作用自透析液解析出去。

半透膜中，除了與玻璃紙膜同系統的經絡質膜，另外還有由高分子膜合成的ＰＡＮ膜、ＰＭＭＡ膜、ＥＶＡＬ膜等，可視患者的狀況分別使用。

■透析器

為了讓血液和透析液通過半透膜彼此接觸，可以使用透析器，其結構大致可分為平板型（龍骨型）、線圈型（高爾夫球型）、中空纖維型三大類。

平板型是由數片半透膜疊起來，使血液和透析液像三明治一樣層層疊起，並呈相反流向。

線圈型則是把軟管狀的半透明膜和塑膠網壓縮在一起，捲成線圈狀。這層薄的軟管中有血液，呈直角方向的是網間的透析液和軟管內的血液，網內的透析液也可以噴出。

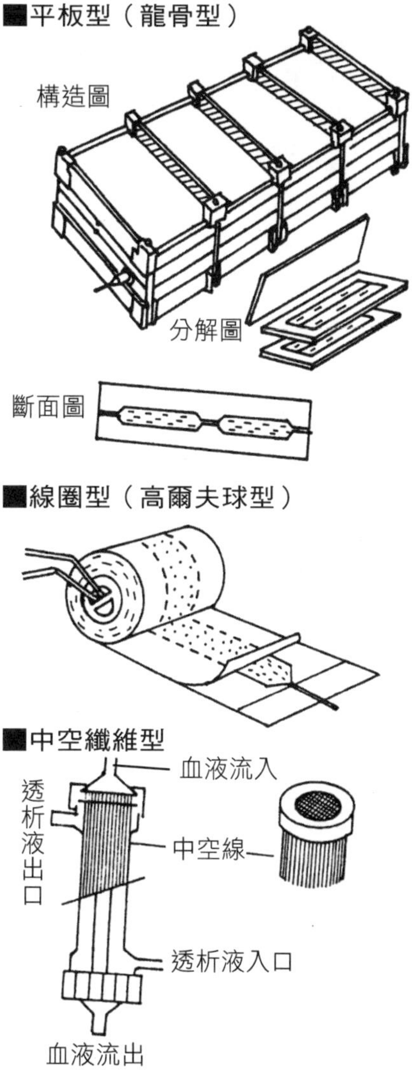

中空纖維型則是在直徑○・三毫米的小柱子內有約一萬束的纖維，中間注入血液，外側則是注入透析液。

目前，中空纖維型的透析器由於效率高、體積小、容易大量製造，所以使用性能較其它二種更普遍。

■透析所需要的時間

就透析所需要的時間來說，三十～四十年前的平板型透析器由於使用的透膜厚，因而效率不佳，每次透析總要花費十個小時以上；在二十～三十年前改良後的線圈型人工腎臟出現後，時間縮短到約六小時。十年來所採用較半透膜更薄的中空纖維型，所需時間約五個小時，目前開發出更薄且更具效率的半透膜之後，只需要四個小時便可完成。

由於合成的高分子膜具有更佳的性能，也採用了高機能膜，為了要除去過多水分，得借助超壓過濾的調節裝置。如果以每分鐘透析四百～五百毫升的血液，每次只需要二・五小時即可完成透析。

■血液透析的構造

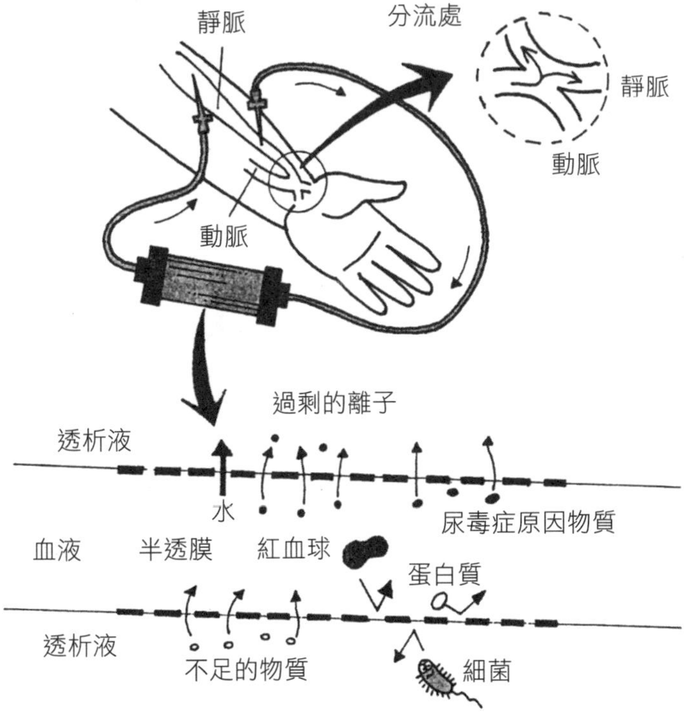

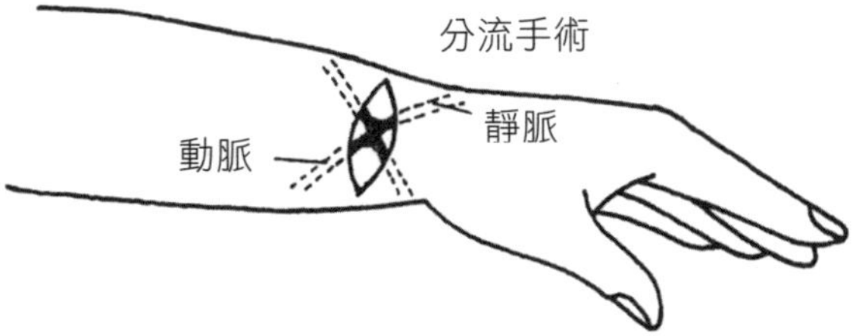

為了讓分流器更耐用

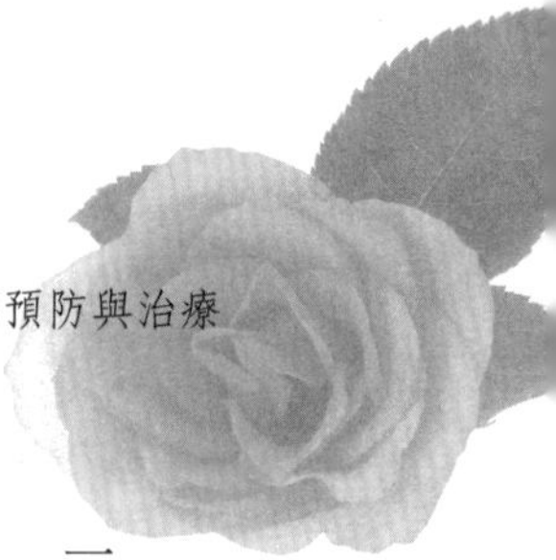

從需要十～十二小時的時代來看，每次只花二・五小時可以說是科技上的一大進步。不過，每個星期都要被機器束縛個二、三次實在不是很愉快。

■控制器

用滲透器透析，對人體來說不會有太大的差距，為了監視機器是否如計畫般地運行、有無安全上的顧慮？可以把控制器放置在患者的枕邊。

藉由控制器調節施加在患者身上的超壓過濾，將透析液保持在三十七度C左右，由滲析器來檢查血液是否流失，並且進行檢視血液回路內空氣進入產生氣泡的調節。

■透析液供給裝置

透析液是由個人用透析液供給裝置，或多人數透析液供給裝置所製造的。一般說來，多人數透析液供給裝置較常使用。此裝置由於噪音大且產生大量熱氣，所以通常患者在接受透析治療時，會在透析室或其它小房間內進行。

首先，將自來水中的細小塵埃、氯、鈣等物質利用濾芯、離子交換樹脂、活性碳等去除，近來使用逆滲透裝置（和從海水中抽取純水的裝置相同），進行不危害人體的淨化。

加此類似濃縮果汁原料的「原液」到這些水中，比例為三十四比一，完成後的透析液自己可以利用電導度計檢查透析液中的電導度，檢驗透析液是否如處方所規定的比例，然後再經由導管送到末端的個別患者控制器。

■內分泌

另一方面，為了有效地淨化血液，每分鐘要抽出二百毫升的血液做血液流通或分流的工作。

在透析療法剛開始的年代，使用所謂的外分流法，在手腕上的動脈和靜脈上插入不讓血液凝固的導管，在做透析時將導管拔下接到滲析機上，等到透析完成後再拔下插回原處。

此方法為斯克里納博士所發明的，可以透析慢性腎不全病患的血液。缺點

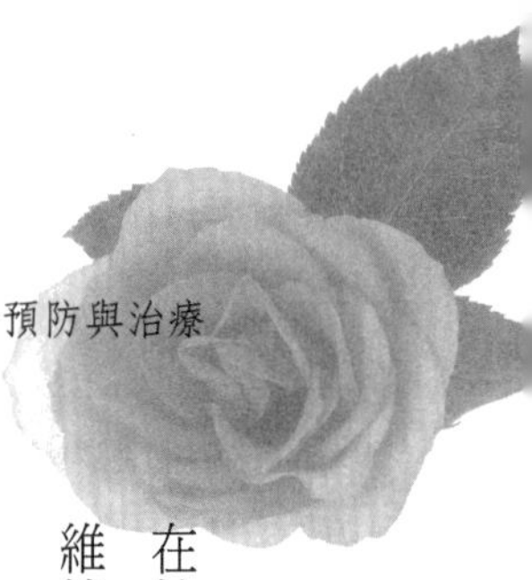

在於將人造的導管插入血管中，時間一久血液會凝固，甚至感染細菌，故只能維持一年左右的透析效果。

自三十五年前將此裝置加以改良成內分流（亦稱為皮下動靜脈瘻），它可以做十年、二十年的長期透析。

所謂的內分流就是將手腕上的動脈和靜脈用細如髮絲的特製線加以縫合，使動脈的血液直接流入動脈之中，如此一來，皮膚正下方的靜脈由於動脈血液的流入而脹大，血流量因而增多。

透析時，用針刺入脹大的靜脈，抽取大量的血液送進滲析器，淨化後的血液再經由另一支針送回體內。

在透析四、五個小時後，體外的血液送回體內，再把針拔出，用指尖輕按幾分鐘即可。

分流的意思是讓動脈血液流經捷道或側管直接進入靜脈中。

當然，不論是內分流或外分流，血液只要流出體外便會凝結，所以必須利用肝制凝素（抗凝固藥）抑制血液的凝結。

其它像手術之後為了不讓傷口繼續出血，也會抽出肝制凝素等抗凝固藥中所含的抗凝部分，把它製成低分子的肝制凝素來使用。透析工作因此更增安全性。

血液透析的副作用

不平衡症候群與透析困難症

血液透析的作用有因血液急速淨化後，使得人體內不易趕上其淨化速度，導致頭痛、噁心等症狀。嚴重時還會有抽搐、痙攣等現象產生，被稱為不平衡症候群。或由於低血壓使透析工作無法繼續進行，因而稱為透析困難症。

不平衡症候群現象發生時，儘可能慢慢地、在短時間內使用小型滲析器透析，並且次數要頻繁。在透析困難症出現時，則將做為鹼化劑的醋酸換成碳酸氫鈉，或是換成血液過濾、血液透析過濾、CAPD等方法。

腹膜灌流

利用患者本身的腹膜淨化血液，CAPD的開發在透析時仍能無束縛的生活

還有一個透析法稱為腹膜灌流，是用人工腎的滲析器代替患者體肉覆蓋腸子的腹膜，使血液正常化。

把導管插入腹腔內，再注入二升腹膜灌流用液（灌流液。相當於血液透析液），經過一段時間再取出體外。

灌流液在腹腔內停留約一個小時內，流經腹腔的血液中所含多餘的水分、電解質、肌氨酸酐、氨等物質會經由腹膜滲入灌流液之中。含有廢物的灌流液經由虹吸管原理排出體外，再注入新的灌流液。反覆進行直到全身血液恢復正常為止。

■腹膜灌流構造

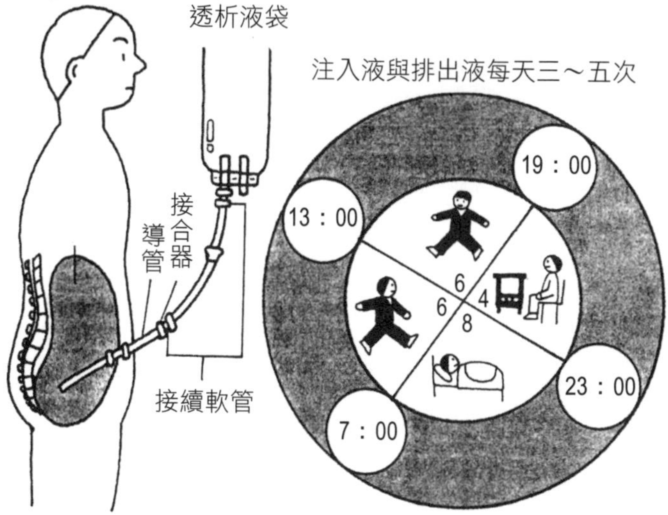

過去在使用這個方法時，由於效率不高，而且每次都需將導管插入體內，很容易把細菌帶到腹部引發腹膜炎，所以曾有一段時間使用率大幅降低。

不過，最近因為將腹膜灌流法加以改良，所以，現在又普遍起來了。這就是所謂的CAPD（持續攜帶式腹膜灌流）。

改良後的CAPD是將一條細菌不易附著的導管，經由皮下留置在腹腔之中，並把灌流液注入與外界空氣隔絕的特製塑膠袋內，每個小時更替灌流液。

這個方法可以減少腹膜炎的罹患次數，連續灌流二十四小時，體內環境安定不受破壞，即使在換透析液袋時也不會影響到工作和生活。

只是在血液淨化的同時，灌流液中的蛋白很容易流失，因而引起低蛋白血症，故在進行ＣＡＰＤ的患者，所攝取的蛋白質量要比正常時更多（六十～八十公克／每日）。

這種ＣＡＰＤ法對於醫療設施不夠健全的偏遠地區居民而言，無疑是一大福音。

雖然ＣＡＰＤ引發腹膜炎的機率並非完全沒有，使用此法而導致腹膜炎的病例，一、二年平均約一次。當然，一旦引發腹膜炎，可以使用抗生物質來治癒，所以如果有此現象產生必須停止ＣＡＰＤ法。

要是病患不斷地引發腹膜炎，會對腹膜造成很大的傷害，若個人衛生習慣不佳、生活不規律，是不適用ＣＡＰＤ的，對於這類的病患，並不鼓勵他使用。

最近專家們也致力於ＣＡＰＤ的各種研究開發，如適合盲胞操作的機器，或是夜間睡眠時仍能自動灌流的機器等等。

其他的血液淨化法

除了腎功能低下所引起的尿毒症病患可使用外，尚能運用到藥物中毒或免疫相關的治療上

血液淨化法除了血液透析、CAPD等方法外，還有血液過濾、血液透析過濾、血液吸著、血漿抽離法等。

血液過濾　**適用於血壓低不適持續透析者**

血液過濾是利用比血液透析時所用的更大孔隙半透膜抽取體液加以過濾，一小時約可過濾五~六公升的體液。合計要捨去二十公升的體液換成等量的正

常體液。

由於取存的體液高達二十公升，對於人體可說是一大重負，不過因為使用的是特製的極精密秤構造機，所以對於血壓低不適合持續透析的人而言，是一種不會產生副作用的血液淨化法。

血液透析過濾　可以一邊交換體液一邊透析

血液透析過濾法正好介於血液透析和血液過濾法之間，一次取存七公升的體液來進行透析。

這個方法一般被認為是尿毒症治療法中較優良的方法之一。

血液吸著法　將有害物質吸著並去除

特殊的活性加工粒子，是使之與血液接觸的方法，也可以應用在尿毒症。另外，藥物中毒等把藥物或毒物逼出體外也可運用此法。

利用這個方法可去除對身體有害的特殊免疫球蛋白，這便叫做免疫吸著法。

血漿抽離法　將血漿由血液中取出更換

把患者血液去除血球的血漿取出，換上蛋白素或健康者的血漿。

普通的尿毒症治療並不用這個方法，其他如急性腎不全或與免疫有關的重度肌肉無力症、惡性關節風濕症等都可以治療。

血漿抽離法有二種，一種是利用離心分離法將血球和血漿抽離；另一種則為濾蕊抽離。

濾蕊抽離法是用濾蕊孔距離極大的濾蕊加以過濾，先將血漿抽離再除去較大的有害物質，為了在換置時盡量節省血漿量，所以必須使用雙重過濾法。

免疫球蛋白／蛋白素

血漿是血液中的淡黃色液體，其中九十％是水分，餘者大部分為蛋白質。蛋白質中有六十％為蛋白素，其餘的部分主要為免疫球蛋白。

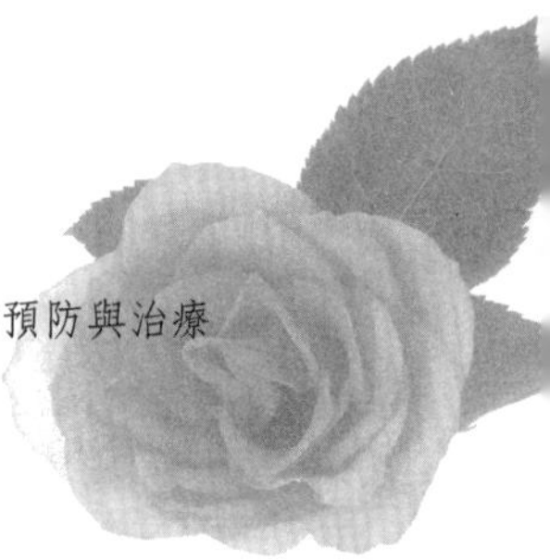

蛋白素可以保持血液中的滲透壓，運送血液中的各種物質，而免疫球蛋白則是與免疫有關的蛋白質。

透析的併發症

長期的透析會引發各種併發症，但透析治療的成績卻非常好

近來，國人接受以血液透析為主的血液淨化法。以血液淨化法中的原疾病來看，線球體腎炎患者較以前增加很多，現在已高居第一位；而糖尿病性腎症也以急進之勢攀升至第二位。

另外，腎硬化症引起的腎不全也正急速地增加。

託透析療法之福，使得腎功能低下的患者，壽命較透析療法發明前更為延長。不過，透析療法的治療也不是毫無限界的。一旦透析持續一段稍長的時間

後，會引發出各種惱人的併發症。

糖尿病性腎臟病與腎硬化症兩者，原本是發生在年齡較長者身上，而今因腎炎等原因而接受透析的人也與以前大不相同，大多可以延長十年、二十年的壽命，因此，人工透析患者皆有高齡化的傾向。

隨著透析人口高齡化，原本為透析患者容易罹患的腦出血、腦部梗塞等腦血管障礙或心臟冠狀動脈硬化而引發的狹心症、心肌梗塞等更增加了。

人工透析與癌症也有關係，尿毒症引起的免疫系統不健全和高齡化也是互有增加，這些都是令人困擾的問題。而免疫系統不全極易感染細菌，結核病也很容易讓治癒的患者再復發。

消化器官方面的併發症有胃潰瘍、十二指腸潰瘍等，必須對含鉀的蔬菜、水果等纖維植物做一個限度的攝取。此外，使用所謂的鋁凝膠體，因含有磷的吸著劑，會引起便秘。

骨骼方面，磷含量過高，由腎臟製造的活性型維他命D不易製造出來，而產生腎性骨骼異常營養症，會使得手腳、腰部等各關節疼痛不已。

近來引起醫學界極大震撼的疾病是所謂的透析澱粉樣變性症。這種病症在關節、骨骼等處沈澱著所謂的β_2微球蛋白的澱粉樣蛋白素，一旦染上這種病會引發手根管症候群，就是運送手部神經的管道被澱粉樣蛋白堵塞，壓迫到神經而產生麻痺或疼痛的現象。

腎不全患者所服用的藥物也有它的問題，藥物中所含的鋁就是一項。它是以氫氧化鋁的形態出現，讓體內含高磷的腎不全病患服用後，腸中的磷將與之結合而逐出體外。不過，鋁在長期慢慢地累積下，會損害到病人骨骼或腦部的功能。

由此可知，透析治療長期持續進行，會有許多的併發症出現，但是，治療的成效若和以前相較，長足的進步卻也是不爭的事實。

三十年前腎不全患者的最大願望就是希望透析時間能夠持續一年以上，如今別說是五年、十年，甚至有些患者的腎臟功能仍能維持二十年以上。

現在日本就有二十八人藉由透析而活了二十年以上，最長者更達二十二年零四個月。這是一九九〇年十二月的調查資料，至於現今想必這項記錄應該已被刷新了。

目前研究人員所致力的是透析時間的縮短，併發症的減少與能夠完全植入體內的人工腎研究工作。

也許不久，現今這種透析治療將被當做過往記錄來陳述，希望這一天能夠早日來臨。

◎血液淨化法的最前線

從前血液淨化法只有透析一項，而現在則多了血液過濾、血液透析過濾、血液吸著、血漿抽離、ＣＡＰＤ等多項選擇。

但是，上述各種方法雖各有長處與缺點，不過真是完全合乎理想的方法至今尚未出現。所謂真正理想的方法是，一顆人工腎臟一旦植入人體中，它可以完全替代真正的腎臟，使用一輩子不須更換、水分或沒有用的物質能以尿液的形態經由膀胱送出體外、能二十四小時不停地工作並保持身體的正常運作。

腎臟的運作主要是在於線球體，理想的方式是能將有用的物質自腎臟中抽回體內、無用的物質排泄體外，因此就必須在人工腎上加上尿細管。由於這是一項極複雜的工作，所以人工腎的體積不得不如此龐大。但到底能否將人工腎順利植入人體內，確實有其困難。

然而，就像把尿毒症性物質自腸中取出一樣，有效的方法是若能進一步研究吸著物質和各種離子交換樹脂，那麼內服型的血液淨化法將有其發展的空間。

另一方面，如何處理水分也是一大難題。能否開發出一種與水一樣的飲料，人體對其有吸收或排泄的選擇，另外，水分在腸內被大量地吸收之後，那些排泄物質的研究也是需要跨越的難題。

腎臟移植

腎臟移植的實況

一旦腎臟移植的手術成功，便能從透析與食物治療的夢魘中解脫

當身體的重要器官故障而威脅到我們的生命時，「如果可以取得其它動物甚至人類的器官進行移植」的願望便會強烈地縈繞在心頭。這樣的期望目前在世界各地仍如神話或傳說般地被傳播著。

關於腎臟器官方面，很幸運地在過去的努力，從單純的一個夢想晉升到以代用的腎臟（人工腎），或用機器加以更換（腎臟移植）的方法來治療。因

此，目前人工腎臟（人工透析）或對腎不全患者的日常治療漸漸普遍。腎臟移植說來簡單，但若要隨便找其他動物或人類的腎臟來進行移植，會造成體內血液停滯、腎臟完全無法運作的可怕後果。這就是免疫系統所發生的排斥現象。

我們再從另一方面來看。假若不考慮其自然結構，人體可以接受任何內臟器官或細胞，那麼，移植的工作將可進行得十分順利，但相對地問題也就出現了。如此一來，人體即使有細菌侵入，它會很親切地接納，而細菌增多則會引發敗血症，因此而奪去生命。

所有的生物都有辨識自我與非自我的能力，非屬己身的外物進入體內時會被視為外敵而加以攻擊、抵抗，這種能力就是免疫。

也就是說，生命原本都是利己而非博愛的。照上述說法，那麼器官移植是不可能實現的了，實際上，這裏有兩條路可行。

判斷侵入體內的外來物並視之為外敵的是血液中的白血球，白血球相當於人體內的警察。但是當進入體內的外物打扮的和警察一樣，又有相同的口令與

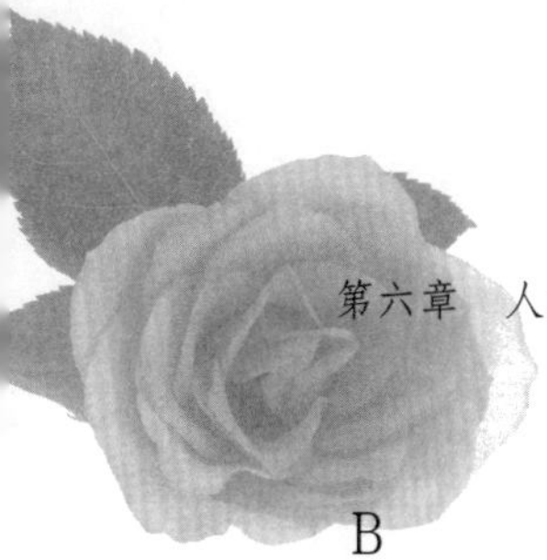

暗號時，那麼它將不會被體內巡邏的警察察覺出來。所以要想進入體內而不被趕出，最好的方法就是製造出和白血球相仿的物質。

另一方面，擔任體內警察角色的白血球在發現有外物入侵時，它會以無線傳訊等方式傳達訊息給同伴，其它白血球在得到訊號後則大量聚集，共同對異物加以攻擊，這就是排斥作用。

要如何抑制這種排斥現象？假如把警政署的預算刪減一半以上、警察數目也減少，警方的辦事效率將同時減低；同理，即使白血球在知道有外物進入，但因白血球數目減少且功能也被削弱，這樣就可以抑制免疫了。

這兩種方法若能靈活地運用，腎臟移植將可能實現。

可喜的是，目前已突破各種難題，腎臟移植成功例子日增。

組織適應性　合併白血球抗原

調和白血球最初的方法叫做適應組織性。就像擔任輸血工作的紅血球有ＡＢＯ型一樣，我們先將白血球的類型調查出來並加以調和。不過，白血球抗原

（ＨＬＡ）種類並不像血型ＡＢＯ那麼單純，它的種類有Ａ、Ｂ、Ｃ、Ｄ、ＤＲ等，細分之下也有數十種之多，而組合方式更達數百萬種以上。

那麼，要從眾多的組合中找出適當的移植對象，看來是不大可能的嘍？然而在為數不少的抗原中有些擔任的角色十分重要，有些則否。若能調合重要抗原如ＤＲ的話，就算是一大成就了。

在親子與兄弟姊妹之間，白血球型因遺傳作用而有所關連，親子之間有一半相符，兄弟姊妹間則有可能完全相符合，或一半相符或完全不符。整體看來約有三分之二可以作為腎臟移植。

做死體的腎臟移植前，必須先將希望得到腎臟的病患的白血球抗原做一番調查，在找到提供腎臟者的同時，利用電腦選出白血球抗原能與之調合的患者（特別是與ＤＲ抗原能調合者）來進行移植手術。

抑制免疫法　減少白血球數以削弱其能力

若只調和白血球抗原，尚可能發生危險性高的排斥作用，因此，抑制免疫也是非常重要的工作。如前所述，擔任免疫和排斥工作的重要主角是有警察之稱的白血球，若能減少數目、削弱其能力，便達到抑制免疫的目的。

為了抑制免疫，如今使用的藥物主要是 Puredonin 的副腎皮質激素和硫唑嘌呤（免疫抑制劑），這兩種藥的藥力非常強，不過副作用是極易感染細菌、引發潰瘍、破壞骨髓、造成肝臟的損害等缺點。

因此，近來都以多劑合用來治療，像與 Puredonin 或 Cyclosporine（商品名）免疫抑制劑合併使用。特別是後者對抑制免疫有強力的效用，對移植成績更有劃時代的貢獻。

例如，以死體腎臟移植為例，一年的存活率（從移植開始後的一年，腎臟能發揮功能，不需要透析的百分比），在未使用 Cyclosporine 免疫抑制劑的時代是四十％左右，使用之後便一下升高到八十％。

但是 Cyclosporine 免疫抑制劑也有可能會對腎臟造成傷害，並且又是極高價位的藥品（雖然它是有效的健康保健藥品），這些都可以說是它的缺點。

除此之外，一種稱為ＡＬＧ的藥物也常被拿來使用，ＡＬＧ是一種特殊的球蛋白，主要是用來對付白血球內負責排斥工作的淋巴球。

無論任何藥物都有它的優、缺點，使用時必須小心謹慎。再者，病患在使用後若有任何不適之感，須馬上停止服用。

活體的腎臟移植

移植與本身有血緣關係的健康腎臟

活體的腎臟移植所用的健康腎臟，多來自和自己有血緣關係的兄弟姊妹和父母子女之中。

沒有罹患腎臟病或其他疾病的二十歲到六十歲的年齡層，雖然可以決定將自己的腎臟捐給自己的親人、子女或兄弟姊妹，不過在自我意願之下仍須調查腎臟的提供者、接受者和其他血親者的ＡＢＯ型和ＨＬＡ型。

人類血型（ＡＢＯ型）輸血時限制較寬鬆，ＡＢ型的人可以接受任何血型者的腎臟，Ｏ型的人則可以將腎臟捐給其他血型的人。

至於ＨＬＡ型，則只要有一半符合即可。

當決定了捐贈者和受贈者後，要先判斷血型，確認受贈者能否接受捐贈者腎臟的液性抗體（體液之中在移植之前所產生的抗體。如果抗體產生會造成移植後的腎臟血液循環停止）。

另外，捐贈者要接受尿液檢查、心電圖、腎功能、肝功能檢查，以及腎盂攝影、腎動脈攝影等，看看所提供的腎臟是否沒問題。

而受贈者這一方面則要做胃腸檢查，看看是否患胃潰瘍等疾病，並做膀胱攝影，確定移植後尿液不會從膀胱倒流至腎臟。

當腎臟移植手術順利進行之後，一天會排出三到五公升的尿液，此時為了平衡體內水分供需起見，必須進行點滴注射。

手術可以不須切開腹腔，也可以使用 **Puredonin**，手術後如果沒有太嚴重的疼痛感，隔天就可以開始進食，第二天以後則可以借助輪椅活動。只要不發生排斥現象，**Puredonin** 或 **Cyclosporine** 免疫抑制劑的服用量可以逐步減少。

一旦發生排斥現象會有下列症狀出現，如排尿量減少、發熱、移植的腎臟會腫脹、無緣無故感到疲倦。當有疑似上述症狀出現時，必須檢查血液中的肌氨酸酐。檢驗出來的肌氨酸酐值若升高，就是產生所謂的排斥現象，要以大量的荷爾蒙進行靜脈注射，儘快抑制排斥作用。

至於腎臟捐贈者，在二週後即可出院，雖然捐出了一個腎臟，但另一個腎臟仍能運作正常，捐贈者也能和以前一樣過正常的生活。

死體腎移植　死亡後四十八小時內進行移植

進行死體腎移植時要先調查並登記接受者組織適應性。一面接受透析治療一面調整自己的身體狀況，以便準備接受移植的到來。

如果接到腎臟移植中心來的通知，在全身狀況良好並且沒有胃潰瘍或任何感染病時，可以到指定的醫院去接受剛摘出的（四十八小時內）腎臟移植。通常在接受死體腎臟移植手術之後不能夠馬上排尿，所以，手術後二週內仍需進行透析治療。

不論活體腎臟移植或死體腎臟移植，因為接受者免疫抑制劑的緣故，極容易感染細菌或引起胃腸出血，所以必須密切注意、追蹤好幾個月。

第七章

腎臟病患者的生活

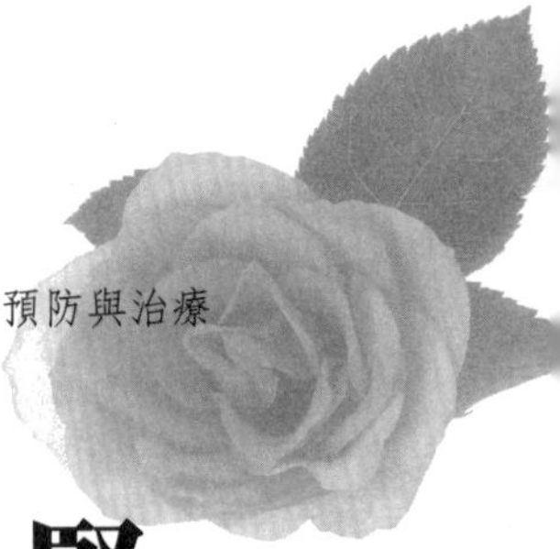

腎臟病與飲食生活

泌尿科的腎臟病食療法

需要做食療法的疾病並不多，食療法是適用在高血壓、腎功能減退和結石等疾病

在第五章疾病的說明中，曾對各種腎臟病所必須施行的食療法做過簡單的介紹，在此將再對使用率高的腎臟病食療法做詳細介紹。

雖然腎臟病種類有很多，但並不是所有腎臟病都必須實行食物療法。隨著病狀的不同，有些腎臟病完全不必食療，有些則需以食療法好好調養。

一般說來，泌尿科的腎臟病中只有少數病症需要食療，如先天性囊胞腎、

■泌尿科性腎臟病飲食的注意事項

病　症	飲食注意事項
先天性囊胞腎	最好能在 20 歲至 30 歲之間就注意控制蛋白質數目。血壓太高時，食用為高血壓症病患所設計的低鹽食物，腎功能惡化時以食用專門為腎不全病患所設計的食療法來限制蛋白質。另外，做透析治療也有它適用的飲食。
腎血管性高血壓	與高血壓症狀的飲食相同。
腎盂腎炎	攝取大量水分。
腎結石	多攝取水分。如果是高尿酸血症引起的結石，則要限制蛋白質，特別是富含核酸的動物內臟、酒類等尿酸含量甚高的食物。如果是蓚酸性結石就必須控制維他命 C、菠菜、柑橘類等食物。

腎血管性高血壓、腎盂腎炎、腎結石等。

患有先天性囊胞腎的人，即使二十～三十歲時血壓顯示並不高，腎功能看起來也很正常，但最好能控制蛋白質的攝取，一旦血壓升高須食用專為普通的高血壓症所準備的低鹽食物（一日的鹽分攝取量在五克以下），腎功能低下時，則要以專為普通的腎不全病患準備的限制蛋白質的食物來治療（一日蛋白質的攝取量約三十克）。

當然，在進行透析治療時也有透析治療的飲食法。

腎血管性高血壓只限於高血壓症狀持續不斷，其飲食和一般高血壓的飲食相同。

罹患腎盂腎炎的病患，要多喝水以養成排尿正常的習慣。

腎結石的病患也要大量地吸收水分以稀釋尿液，不能讓尿液在腎臟中停滯太久，如此結石便不會囤積在腎臟裏。

同時，如果造成結石的原因是高尿酸血症的話（即俗稱的痛風），則要儘量地避免含尿酸過高的食物，控制蛋白質，特別是含多量核酸的動物內臟和酒精類食品。

患有蓚酸結石的人，也要少碰製造蓚酸的原料，例如，維他命C、菠菜和柑橘。

內科性腎臟病的食療法

限制飲食並非完全不能吃，而是要限定其攝取量

我們再來看內科性腎臟病的食療法，這也如前面泌尿科性腎臟病一樣，不是任何病都要注意到飲食，而是視狀況而定。有些內科性腎臟病是不太需要配合飲食的，如罹患急性腎炎的患者在完全治癒之後，即使有運動上的負荷、沒有尿液排出時，也不必時時地規定飲食。

再者，如慢性腎炎或腎硬變症候群病患，在症狀上並無浮腫或高血壓的現象，尿蛋白、血尿等也沒有出現，腎臟運作也正常的情況下，一樣可以自由地攝取食物。

可是慢性腎炎或腎硬變症候群之中，依病態的嚴重性有時仍然需要注意飲

食，只是限制的尺度會有不同。日本腎臟學會在一九八七年印發一冊「腎炎、腎硬變患者的生活指導方針」，其中詳載了病患依其症狀輕重所須注意的生活和飲食方面的基本原則。由於此表非常大，將備註於本章後，以供給各位參考之用。（表「慢性腎炎患者指導基準」）

慢性腎炎患者的食療法

視病況來限制蛋白質和鹽分的攝取量

我們將慢性腎炎的病狀由一區分至五等五大範圍，第五範圍內的病患飲食和正常人相同，不需要特別限制。

在第四範圍的病患，症狀是腎功能的肌氨酸酐廓清試驗約在九十～七十毫升／分之間，假如又患有高血壓，一天的鹽分攝取量需限制在十～八克間，如果沒有高血壓，飲食可以與正常人一樣。

在第三範圍內的病患，其肌氨酸酐廓清試驗在七十～五十毫克／分，且腎功能中度低下時，每天的飲食中蛋白質的攝取量是一・三克／kg（相當一公斤的體重）、鹽分吸收量則限制在十～五克之間。

第二範圍的肌氨酸酐廓清試驗在五十～三十毫克／分，腎功能低下時，蛋白質需限制在一・〇克／kg，鹽分在八～五克之間。

在第一範圍的病患，其腎功能已經非常地差，亦即肌氨酸酐廓清試驗在三十毫克／分以下時，蛋白質只能攝取〇・五克／kg，同時依血清中鉀質多寡來限制含鉀質的蔬菜、水果等的攝取。

在這個階段裏，體內磷含量勢必很多，因此，尚需避免食用含磷量過多的食物，如牛奶、起司等乳製品。

以一個體重六十公斤的人為例，如果他是處在第一範圍之內，每天蛋白質攝取量為〇・五克／kg，那麼他每日實際的蛋白質吸收量得在三十克左右。以一個健康人來看，一天攝取七五～八十克的蛋白質，兩相比較發現前者所食用的蛋白質少於後者約一半左右。

想想看，我們每天吃的飯、麵包、魚、肉所含的蛋白質有多少，若要開菜單來限制且又必須以低鹽食物相輔，那麼，飲食可以說是毫無「味道」可言。

當病人處在第一範圍的腎功能嚴重惡化要進行透析治療時，就可以參照透析飲食，而透析飲食的限制並不如前述的飲食嚴格，已有較寬鬆的一面。

透析飲食的限制是體重一公斤可以攝取一·二克的蛋白質，另外，鹽分也有六克的彈性。

慢性腎不全和透析患者就水分的攝取來看，如果尿液無法排出體外，正餐以外的水分必須限制在五百毫升左右。當然，如果尿液能順利排出就可以增加水分的攝取。

急性腎炎飲食　隨著症狀的回復而採行較寬的限制

急性腎炎的飲食和生活可分為四個時期，那就是乏尿期（排尿量一天在五百毫升以下）、利尿期（脫離了腎臟發炎症狀，排尿量增加到每天二千毫升以上）、回復期（沒有浮腫現象，血壓也正常）、治癒期（尿蛋白消失但仍有血尿殘餘）。

乏尿期對鹽分必須嚴格限制，攝食無鹽食物與體重每一公斤相當於〇·二克的高度低蛋白食物，水分除了飲食中所含的之外，須設限在與前一天的排尿量相等的分量。

進入利尿期之後，鹽分和蛋白質的限制較寬，水分已不需要限制，換句話說，食鹽在三克左右，每一公斤體重攝食〇・五克的蛋白質。

回復期的食鹽在五克，蛋白質攝取相當於體重一公斤一克。

治癒期的鹽分為八克，蛋白質攝取量為每一公斤體重為一・三克，此時的飲食可以恢復正常。

腎硬變飲食　視患者病況加以應對

就像前面所說明的，腎硬變（正式名稱為腎硬變病症候群）是因為大量蛋白質從尿液中排出使血液裏的蛋白質減少，引起嚴重水腫，因這類腎臟病的病型或病狀不同，患者的狀況也是多樣化。

首先是腎硬變，即使治癒仍有不少人會在短時間內復發，所以難以用同一套基準用在所有患者上。

生活指導和飲食法是有必要加以細分並予以應用，不過有一個大概的基準就是，荷爾蒙療法等治療能或多或少地有效減少尿蛋白，因此，也常被用來治療腎臟的運作組織不全。

經過治療使得尿蛋白現象完全消除，清除作用在九十毫升／分以上，或是治療的不完全，尿中蛋白一天相當於一～二克，清除作用在七十毫升／分左右時，只需要限制每日鹽分攝取在十克，其他飲食依舊即可。

如果蛋白質由尿液中大量排出，腎功能清除作用在七十毫升／分程度時，每日的蛋白質攝食量約一・五公克（每一公斤體重），鹽分七～八克。

尿中含有大量尿蛋白（每天約三・五克以上），腎功能低下時，不僅要限制鹽分吸收也要抑制蛋白質攝取，每一公斤體重約一克左右的量。

糖尿病性腎症的飲食

限制上比其他腎臟病更嚴格

患有糖尿病但腎臟運作仍正常者，在飲食方面要適度控制能量（卡路里）即可。一旦腎功能低下，必須施行透析治療時，食療法也是一大麻煩。

一般的腎不全或透析患者，只要減少蛋白，至於製造能量的糖分則要增加攝食量，可是糖尿病性腎症患者不適用此飲食法。

卡路里會因為胰島素分泌不足而化解殆盡，所以要加以限制，同時須吸收適量的蛋白，限制鹽分等。換言之，體重一公斤需要相當三十～五十公斤的卡路里，體重一公斤需要一・二克的蛋白質、六～七克的食鹽。

除了卡路里的限制之外，飲食法和一般的透析飲食法一樣。

對食物限制較其他患者嚴格的糖尿病性腎症的病人來說，似乎更可悲，可是如果不嚴厲執行控制血糖治療，很容易引發網膜症或末梢神經障礙，使眼睛視力喪失，手腳活動困難，甚至須進行肌肉壞死部分的切除手術。

如果糖尿病性腎症病患不能嚴守食療法，將會造成無法挽回的悲劇。

熟記腎臟病食物能量換算表
算出鹽分、水分、蛋白質、能量來源的含量

我們已經大略知道腎臟病的食療法，有人認為腎臟病患者在食物上有太多限制，還得因此而另外準備菜單，索性把食物攝取量全部減少省得麻煩。這是

錯誤的觀念。如果減少食物攝取量，人體便無法取得足夠的卡路里（能量）來維持體力。

人體要是無法從食物中獲得能量，不得已只好破壞蛋白質來補充能量。如此一來，氮代謝產物（即尿毒症性物質）囤積體內，尿毒症會更加惡化。

換言之，腎臟病的食療法基本上是「只吃規定的食物」而不是「不吃」。可是所謂的三十克或六十克蛋白質、二千卡路里的熱量，到底要準備什麼樣的菜單才可達到食療法的效果呢？

在此，先請大家不厭其煩地記住每種食品含有什麼成分，以作為攝取食物時的參考。

腎臟病食物熱量換算表

蛋白質和熱量來源的食物分類計算

很多醫院或書上都會介紹並列出各種食物所含的熱量、蛋白質成分，可以購買來做為腎臟病飲食的參考。

等到能純熟地運用這些熱量換算表之後，不須再依賴它，就可以隨心所欲地做出合乎健康原則的食物了。

詳情將不在此敘述，不過必須說明的是，務必記住基本的鹽分、水分、蛋白質、能量等成分組合搭配後所含的熱量計算法。

我們將食品分類為兩大類別，「I含蛋白質的食物群」和「II非含蛋白質但為能量來源的食物類」。並且將含蛋白質的第一類中細分成四種。

下一頁表①中所涵蓋的是飯、麵類、麵包等主食；表②是副食，如水果、球莖類；表③為蔬菜類，表④主要是魚、蛋、豆類。

這些食物分類中，表①、表②的食物所含的能量為一單位三克蛋白質，一五〇克卡路里。

表③中一單位含三克蛋白質、五十克卡路里，表④則含三克蛋白質、三十克卡路里。

食物種類不同，每單位內的蛋白質、熱量含量便不同。一小碗的飯為一二〇克，它能提供你三克蛋白質、一五〇克卡路里。請牢記食物熱量換算表中各種食物一單位中所含的熱量。

■腎臟病食物熱量換算表的「食物分類」

	Ⅰ. 含蛋白質的食物				Ⅱ.不含蛋白質但為能量來源的食物類	
食物分類	表① 飯 麵包 麵類	表② 果實 球莖類	表③ 蔬菜類	表④ 魚、肉、蛋、豆、奶及其加工食品	表⑤ 砂糖 果醬	表⑥ 油脂類
	飯 麵包 麵類 其他	果實 球莖類	(蛋白質含量較多) 有色蔬菜 其他蔬菜 (蛋白質含量較少) 有色蔬菜 其他蔬菜	蛋 肉 魚 魚類罐頭製品 貝類 章魚 蝦 蟹、豆 豆製品 乳 乳製品	砂糖 果醬 果汁 澱粉類 醣	油脂
單位	一單位	一單位	一單位	一單位	——	——
蛋白質	3g	3g	3g	3g	——	——
平均熱量	150kcal	150kcal	50kcal	30kcal	補足不足的熱量	

另外，表⑤是含糖量高的砂糖和醣、果醬類，它們沒有蛋白質成分。表⑥為油脂類。

習慣簡單的飲食

訂定食譜時的注意事項

看了以上說明之後，你或許會問該如何訂定具體的食譜？我們以每日攝取蛋白質五十克、熱量二千卡路里的病患為例。

每日攝取五十克的蛋白質，若照食物熱量換算表來看，五十÷三≒十七單位。一餐約五・五單位，亦即以表①、表④的食物為主，以表②、表③的食物搭配，從中攝取五・五單位。

那麼，如果你要吃一餐土司配奶油蛋湯，含多少熱量？自己算算看。兩片土司熱量為二單位，奶油蛋湯配料為蛋熱量單位是二，牛奶一百毫升（一單位）和一根香蕉（〇・五單位），合計為五・五單位。

再來，我們看熱量來源的食物。一天若要攝取二千克卡路里，相當於一餐得攝取二千÷三≒七百卡路里。

一餐土司、奶油蛋湯、牛奶、香蕉的早餐，土司二片二單位為一五〇×二＝三百，一顆蛋二單位為三十×二＝六十，牛奶一百毫升為三十×一＝三十；香蕉一根為一五〇×〇・五＝七五，合計起來為四六五卡路里。

這樣一來，還是不足二三五卡路里（七〇〇減四六五等於二三五）。不足的分量可以在土司和奶油蛋湯中加入一大匙二八克，含熱量二百卡路里，土司塗上一湯匙二十克果醬，熱量為五十卡路里補足。

我們以最簡單的例子來說明食療食譜的基本作法，每種菜單的基本道理都相同，只要你熟練之後就不會覺得麻煩棘手了。

本書最後，附錄一份某醫院的食譜，供各位參考。市面上販賣許多和腎臟病相關的各種食譜，如果能靈活搭配各種食物，找出適合自己的病情和口味的菜單，相信飲食對你來說將會是一大樂事。

腎臟病食物的竅門　可以讓你煮得輕鬆、吃得健康

腎臟病患者的飲食限制，主要是在鹽分和蛋白質，所以，患者總覺得在烹

調和食用方面都是一大煩人之事。可是如果嫌麻煩而放任自己，將失去食療法的意義。

低鹽飲食是指所吃的食物中含鹽量少，對口味比較重的人來說一定會吃不慣，而且一般人認為美味的東西裏所含的蛋白質很高，但腎臟病患者禁食高蛋白食物，結果，腎臟病飲食的低鹽、低蛋白便讓人們覺得食之無味了。

不過，幸運的是現在的低鹽調味料不同於幾十年前，它們變得更有口感。例如，有些低鹽醬油是由海帶、木魚熬製成的湯汁釀造而成的，與以前的薄味相比更顯美味，口感也與一般醬油沒有多大差別。

低蛋白食品也一樣，例如，低蛋白的通心麵，就算攝食量和正常的通心麵相等，也不必怕吃下太多的蛋白質。

腎臟病食物的烹煮和攝取，除了要注意這些竅門外，適度的攝取溫度也是很要緊的。溫食就得趁熱吃，如果是生冷食物也要在適用的溫度下食用。

調味料的用量也要注意。和以前不同，近年來人們努力研製出不會對腎臟造成負擔的各種咖哩粉、辣椒粉、胡椒粉、番茄汁等調味品。

有些透析患者或急性腎炎患者，在乏尿期間尿液無法排出，便胡亂地吃些辣椒，以為藉此可以將尿液排出，這是不正確的觀念。

有些食物加入九層塔、檸檬、胡麻等香料，以期引人嗅覺方面增加食慾，或在食物的顏色上力求鮮艷與搭配，來誘發食慾。

進行透析治療的患者，不能攝取過多的磷、鉀等物質，因為一旦磷含量過多很容易侵入骨骼內引起骨折，所以醫生、護士和營養師在調配食物上都會儘量避免讓病患吸收過多乳製品，如牛奶、起司等食物。

不過，這些乳製品可以補足飲食的不足，如果你是一個喜歡吃起司的人，請多服用磷吸著藥劑。

另外，如果血液中的含鉀量超過八毫姆／升，會導致心臟停止，其造成的傷害比磷造成的更嚴重，為了不因此而患上高鉀血症，務必嚴格遵守含鉀量在六・〇以下的準則（正常值為五・〇）。

生菜、水果、生魚片中含有豐富的鉀，喜歡吃這些食物的人真的必須要控制你的口腹之慾了。應該先將生菜用水燙過、煮熟食用，罐頭水果含鉀量低，吃了比較沒有什麼顧慮，要避免生食蔬菜、生魚片。

若想多吃上述的食物，要記住服用一、二服能迅速除去鉀質的離子交換樹脂，這樣就能放心地進食了。

喜歡喝咖啡的人，一定聽說過咖啡內的含鉀量十分地高，於是被迫禁飲咖啡。剛採下的咖啡豆中確實含有豐富的鉀，不過經過處理的即溶咖啡的含鉀量則減少很多，所以奉勸喜歡喝咖啡的人，想喝咖啡的話最好選擇即溶咖啡。還有，水分的攝取也要有所限制。

腎臟病患的日常生活

腎臟病與妊娠

如果腎功能狀況沒有太大障礙依然可以懷孕，而肌氨酸酐是一大指標

一旦罹患腎臟病，有些人會有個疑問，到底可不可以懷孕呢？這個問題也和食物療法一樣，困擾著大多數的人。像泌尿科的腎臟病中，只要病情對腎臟功能沒有太大傷害，大多數的婦女還是可以懷孕的。所以，並不是所有的腎臟病症都會影響到懷孕。

如果患了腎盂腎炎，因懷孕而擴大的子宮會壓迫到腎臟，使得尿液無法排

■線球體腎炎患者的妊娠許可條件

Ⅰ. 能夠正常懷孕、分娩的基準

① 急性腎炎治癒一年以上。
② 距離前一次分娩一年以上的安定性慢性腎炎患者。
③ 妊娠中毒症後的分娩經過一年以上。

上面的病例要滿足以下的三項條件

1. 懷孕前
   - GFR　70ml／mm 以上
   - 血清清除率值在 1.1 mg／dl 以下
2. 懷孕時血壓值保持在 140／90 mm Hg 以下
3. 腎生檢（施行機能面的境界病例）膜性腎炎、增殖性線球體腎炎、IgA 腎炎
   - a. 尿細管，間質變化 20％以下
   - b. 細小動脈未硬化
   - c. 沒有巢狀硬化現象

Ⅱ. 可能引起異常妊娠分娩的最大基準

1. 懷孕時，要安靜地臥床並施行抗凝固療法
   - GFR　50ml／min 以下
   - 血清清除率值在 1.5 mg／dl 以上
   - 血清尿酸值在 6.0 mg／dl 以上
2. 懷孕時使用降壓劑血壓在 160／110 mm Hg 以上
3. 腎生檢
   ① 膜性增殖性線球體腎炎、硬化性線球體腎炎
   ② 其他的線球體腎炎
   - a. 尿細管、間質變化 20％以上
   - b. 細小動脈硬化現象
   - c. 巢狀硬化現象

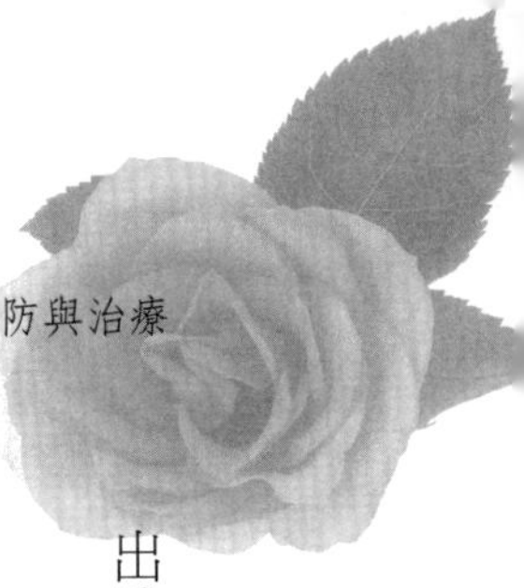

出時，易引發感染。所以，在尚未治癒之前最好不要懷孕。

內科性的腎臟病大體上來說，若是腎臟功能正常或接近正常狀況也是可以懷孕的。例如，因慢性腎炎或腎硬變症候群而導致腎功能低下，但如果肌氨酸酐廓清試驗在九十毫升／分以上時，並不會造成太大的問題。若在七十毫升／分時則視病情經過和病型組織來決定是否可以懷孕。腎臟功能在這個標準以下時最好避免。

當腎臟功能低下時懷孕，罹患妊娠中毒症（因懷孕而引發浮腫、尿蛋白、高血壓等症候群）的比率甚高。另外，也容易發生異常分娩的現象，嚴重時還可能導致子癇（喪失意識和全身痙攣的重度妊娠中毒症），危及胎兒甚至母體。

就算子癇症狀消除，母體本身也可能因此罹患高血壓、腎功能低下的現象。

腎炎患者在什麼情況下可以懷孕呢?請參照前頁的一覽表。懷孕期間請常到醫院檢查血壓、尿液、腎功能等情況，預防任何併發症發生。

腎臟病患的社會生活

放開心胸積極地生活才是長生的祕訣

本書一直強調腎臟病患仍然要維持自由的飲食生活和社會生活，只是腎臟功能低下的腎臟病因著程度不同，而不得不受到各種限制。

日本腎臟學會製作出一套慢性腎炎患者和腎硬變症候群患者的生活指導基準，而本書前面也介紹了腎臟病和飲食的關係。

如二六二～二六五頁例表，腎功能高低可分為五類，第五類的腎功能運作正常，日常作息、工作都和健康人一樣，運動、家事各方面都沒有限制。

第一類的腎功能極度低下，肌氨酸酐廓清試驗在三十毫升／分以下時，不僅一般生活要受到限制，工作性質也要以輕鬆為主，運動也只限於散步和其他晨操等活動。

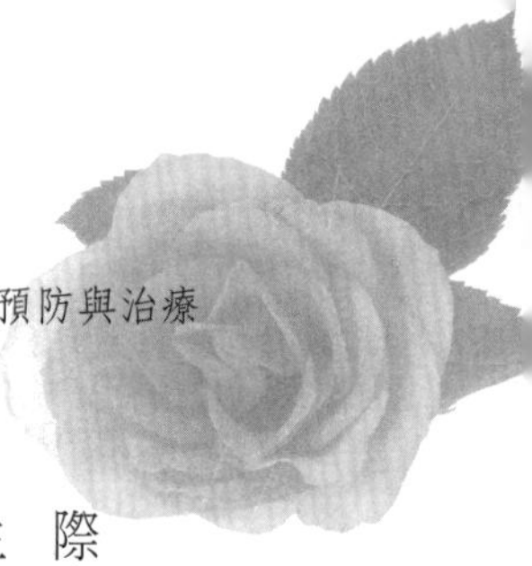

在無法對病人做較積極治療的時代，第一類患者只能安靜地躺在床上，實際上，床上靜養確實對腎臟血流的增加有所幫助。可是從另一個角度來看，人生若是將大部分時間都耗在病床上，那是多麼無意義！對健康的人而言，或許是無法想像其中的痛苦與無奈。

很幸運的，近來隨著透析和移植技術的進步與發達，就算腎功能運作非常低也會有因應之道。和以前相較，腎不全的病患擁有更廣闊的生活空間。

那麼，腎功能要是惡化，在接受透析治療時該怎麼做呢？

就算進行透析時，接受食物療法，在生活、運動方面也可以過得比以前自在。透析患者若能選擇更積極的態度重回社會，增加生活上的活動量，那麼他們就是掌握住真正長生的祕訣了。

對接受透析的病人來說，最重要的是均衡的飲食，適度的運動、正常地工作、充足的休息與睡眠，維持規律的透析生活。

當然，要特別要求自己遵守生活管理——包括體重、血壓測量與控制——這樣的生活態度是必須的。

從前如果罹患腎臟病，生命似乎就在無味的飲食和慘白的床上度過，真可說是「前途暗淡」。

現今使用各種藥劑來抑制病情，就算腎臟功能低下也有有效治療的藥物。如果是尿毒症，也可以從各種血液淨化法或腎臟移植法中選擇一項最適合自己的方法來治療。

腎臟病患者應該拋開煩惱，現在已經不是「罹患腎臟病就得安靜休養與養生」的時代，而是「以更積極的生活態度來對抗腎臟病，求長生」的時代了。

	菜單	食品名（使用量）	給與量 (g)	熱量 (kcal)	蛋白 (單位)	脂肪 (g)	鹽分 (g)
晚餐	米飯		120	178	3.1	0.6	
	煮　物	豬腰肉	50	217	6.4	20.1	
		四季豆	20	4	0.5	0.0	
		紅蘿蔔	40	13	0.5	0.1	
		香菇	3				
		仔牛	40	8	1.0	0.0	
		砂糖	5	19			
		低鹽醬油	10				1.0
		料酒					
	芥末涼拌	變種油菜	70	15	1.8	0.1	
		芥末					
		低鹽醬油	5				0.5
		檸檬皮					
	砂糖薯	甘薯	80	98	1.0	0.2	
		油	10	92			
		砂糖	10	38			
		水	10				
		黑芝麻	2	12	0.4	1.0	
小　計				694	14.7	22.1	1.5
合　計				1,687	34.1	55.1	2.0

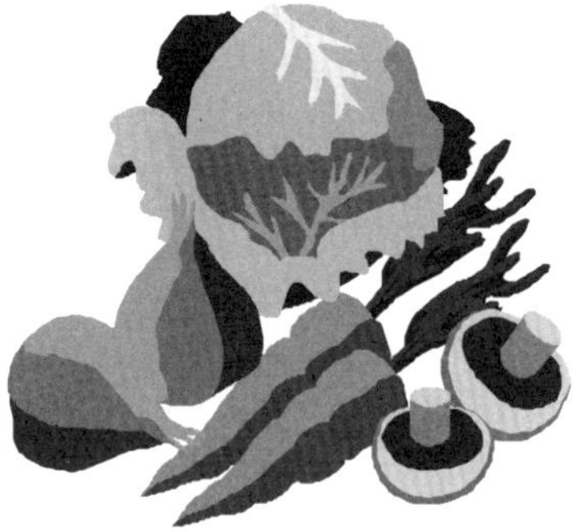

	菜單	食品名(使用量)	給與量(g)	熱量(kcal)	蛋白(單位)	脂肪(g)	鹽分(g)
早餐	土司		40	104	3.4	1.5	0.52
		無鹽奶油	10	75	0.1	8.1	
		草莓醬	25	66	0.1	0.0	
	蔬菜奶油炒	包心菜	50	12	0.7	0.1	
		紅蘿蔔	10	3	0.7	0.0	
		洋蔥	30	11	0.3	0.0	
		油	5	46		5.0	
		低鹽調味料(ml)	10				0.2
	水果沙拉	桃子罐頭	40	33	0.2	0.0	
		橘子罐頭	30	19	0.3	0.0	
		蜂蜜	10	29	0.0	0.0	
小計				398	5.1	14.7	0.2
午餐	米飯		180	266	4.7	0.9	
	咖哩乾炸(不裹麵粉)	咖哩	40	41	7.6	0.9	
		太白粉	5	17	0.0	0.0	
		油	5	46		5.0	
		萵苣	20	3	0.2	0.0	
		荷蘭芹					
		檸檬	10	4	0.1	0.1	
	沙拉	蘆荀罐頭	30	6	0.6	0.0	
		番茄	30	5	0.2	0.0	
		小黃瓜	30	3	0.3	0.1	
		美奶滋	15	105	0.2	11.3	0.3
	水果凍	橘子罐頭	20	12	0.1	0.0	
		桃子罐頭	30	25	0.2	0.0	
		鳳梨罐頭	30	24	0.1	0.0	
		砂糖	10	38			
		水	50				
		洋菜	1				
小計				595	14.3	18.3	0.3

	菜單	食品名(使用量)	給與量(g)	熱量(kcal)	蛋白(單位)	脂肪(g)	水分(g)	鹽分(g)
晚餐	米飯		200	296	5.2	1.0	130.0	
	煮物	雞胸肉	50	120	9.9	8.3	31.5	
		四季豆	20	4	0.5	0.0	18.7	
		紅蘿蔔	40	13	0.5	0.1	36.0	
		香菇	3					
		竹筍	40	8	1.0	0.0	37.4	
		芋頭(一大個)	50	30	1.3	0.1	41.5	
		砂糖	5	19				
		低鹽醬油	15					1.5
		料酒						
	芥末涼拌	白菜	70	15	1.8	0.1	64.3	
		芥末						
		雞胸嫩肉	20	22	4.8	0.1	14.8	
		低鹽醬油	5					0.5
	砂糖薯	甘薯	80	98	1.0	0.2	54.6	
		油	10	92		10.0		
		砂糖	10	38				
		水	10				10	
		黑芝麻	2	12	0.4	1.0	0.1	
小計				767	26.4	20.9	438.9	2.0
合計				2,041	61.8	71.2	1,058.4	4.08

	菜單	食品名(使用量)	給與量(g)	熱量(kcal)	蛋白(單位)	脂肪(g)	水分(g)	鹽分(g)
早餐	土司	(6片裝的1片)	60	156	5.0	2.3	22.8	0.78
		無鹽奶油	10	75	0.1	8.1		
		草莓果醬	25	66	0.1	0.0	6.7	
	蔬菜奶油炒	包心菜	50	12	0.7	0.1	46.2	
		紅蘿蔔	10	3	0.1	0.0	9.0	
		洋蔥	30	11	0.3	0.0	27.1	
		豬肉片	20	83	2.6	7.7	9.5	
		油	5	46		5.0		
		鹽	0.5					0.5
	水果乳酪	桃子罐頭	30	25	0.2	0.0	23.6	
		橘子罐頭	20	12	0.1	0.0	16.8	
		乳酪	20	15	0.7	0.0	16.0	
		小　　計		504	9.9	23.2	177.7	1.28
午餐	米飯	(1 碗半)	200	296	5.2	1.0	130.0	
	咖哩乾炸	咖哩(1 塊)	80	82	15.2	1.8	61.5	
		太白粉	10	34	0.0	0.0	1.8	
		油	10	92		10.0		
		萵苣	20	3	0.2	0.0	19.1	
		荷蘭芹						
		檸檬	10	4	0.1	0.1	8.7	
		低鹽醬油	5					0.5
	沙拉	蘆荀罐頭	30	6	0.6	0.0	27.9	
		番茄	30	5	0.2	0.0	28.5	
		小黃瓜	30	3	0.3	0.1	28.9	
		蛋(1/2 個)	25	41	3.1	2.8	18.7	
		美奶滋	15	105	0.2	11.3	2.6	0.3
	水果凍	橘子罐頭	20	12	0.1	0.0	16.8	
		桃子罐頭	30	25	0.2	0.0	23.6	
		鳳梨罐頭	30	24	0.1	0.0	23.7	
		洋菜	1					
		砂糖	10	38				
		水	50				50	
		小　　計		770	25.5	27.1	441.8	0.8

	菜單	食品名 (使用量)	給與量 (g)	熱量 (kcal)	蛋白 (單位)	脂肪 (g)	鹽分 (g)
晚餐	米飯	(1 碗)	120	178	3.1	0.6	
	煮物	豬腰肉	50	217	6.4	20.1	
		四季豆(4 條)	20	4	0.5	0.0	
		紅蘿蔔(3 塊)	40	13	0.5	0.1	
		香菇(3 片)	3				
		竹筍(3 塊)	40	8	1.0	0.0	
		砂糖	5	19			
		低鹽醬油	10				1.0
		料酒					
	芥末涼拌	白菜(2 大片)	70	8	0.8	0.1	
		芥末					
		低鹽醬油(1 小匙)	5				0.5
		檸檬皮					
	砂糖薯	甘薯(1/2 大塊)	80	98	1.0	0.2	
		油	10	92			
		砂糖	10	38			
		糖粉	20	76			
		水	10				
		黑芝麻	2	12	0.4	1.0	
小　　計				763	13.7	22.1	1.5
合　　計				2,003	33.2	65.2	3.32

	菜單	食品名（使用量）	給與量 (g)	熱量 (kcal)	蛋白 (單位)	脂肪 (g)	鹽分 (g)
早餐	土司	(8 片裝的 1 片)	40	104	3.4	1.5	0.52
		無鹽奶油(2.5 小匙)	10	75	0.1	8.1	
		草莓醬(2 大匙)	25	66	0.1	0.0	
	蔬菜奶油炒	包心菜(2 片)	50	12	0.7	0.1	
		紅蘿蔔	10	3	0.1	0.0	
		洋蔥	30	11	0.3	0.0	
		油(1 小匙)	5	46		5.0	
		鹽	0.5				0.5
	水果沙拉	桃子罐頭(小 1/2)	40	33	0.2	0.0	
		橘子罐頭(5 粒)	30	19	0.2	0.0	
		蜂蜜(1.5 小匙)	10	29	0.0	0.0	
	果汁	橘子濃縮汁	20	76	0.1	0.0	
		水	150				
小　　計				474	5.2	14.7	1.02
午餐	米飯	(1 碗半)	180	266	4.7	0.9	
	咖哩乾炸	咖哩(1/2 小塊)	40	41	7.6	0.9	
		太白粉	5	17	0.0	0.0	
		油	5	46		5.0	
		萵苣(葉 2 片)	20	3	0.2	0.0	
		荷蘭芹					
		檸檬(1/8 個)	10	4	0.1	0.1	
		低鹽醬油(1 小匙)	5				0.5
	沙拉	茄子(1 小條)	50	9	0.6	0.1	
		油(炸茄子)	10	92		10.0	
		番茄(大 1/8 個)	30	5	0.2	0.0	
		小黃瓜(1/3 個)	30	3	0.3	0.1	
		美奶滋(1 大匙)	15	105	0.2	11.3	0.3
	水果凍	橘子罐頭	20	12	0.1	0.0	
		桃子罐頭	30	25	0.2	0.0	
		鳳梨罐頭	30	24	0.1	0.0	
		洋菜	1				
		砂糖	5	19			
		水	50				
		糖粉	25	95			
小　　計				776	14.3	284	0.8

	菜單	食品名(使用量)	給與量(g)	熱量(kcal)	蛋白(單位)	脂肪(g)	水分(g)	鹽分(g)
晚餐	米飯		200	296	5.2	1.0	130.0	
	燙青菜	雞肉	50	120	9.9	8.3	31.5	
		四季豆	20	4	0.5	0.0	18.7	
		紅蘿蔔	40	13	0.5	0.1	36.0	
		香菇	3					
		竹筍	40	8	1.0	0.0	37.4	
		甘薯	50	30	1.3	0.1	41.5	
		松魚	1	4	0.8		0.2	
		低鹽醬油(食用時加)	5					0.5
	奶油炒	變種油菜	70	15	1.8	0.1	64.3	
		雞胸嫩肉	20	22	4.8	0.1	14.8	
		油	5	46		5.0		
		低鹽調味汁	10					0.2
	砂糖薯	甘薯	40	49	0.5	0.1	27.3	
		油	5	46		5.0		
		砂糖	5	19				
		水	5				5	
		黑芝麻	0.1	6	0.2	0.5		
小　計				678	26.5	20.3	406.7	0.7
合　計				1,847	61.7	59.3	1,023.6	0.9

	菜單	食品名 (使用量)	給與量 (g)	熱量 (kcal)	蛋白 (單位)	脂肪 (g)	水分 (g)	鹽分 (g)
早餐	無鹽麵包		60	156	5.0	2.3	22.8	
		無鹽奶油	10	75	0.1	8.1		
		草莓醬	25	66	0.1	0.0	6.7	
	蔬菜奶油炒	包心菜	50	12	0.7	0.2	46.2	
		紅蘿蔔	10	3	0.1	0.0	9.0	
		洋葱	30	11	0.3	0.0	27.1	
		豬肉片	20	83	2.6	7.7	9.5	
		油	5	46		5.0		
		低鹽調味汁	10					0.2
	水果乳酪	桃子罐頭	30	25	0.2	0.0	23.6	
		橘子罐頭	20	12	0.1	0.0	16.8	
		乳酪	20	15	0.7	0.0	16.0	
小　　計				504	9.9	23.2	177.7	0.2
午餐	米飯		200	296	5.2	1.0	130.0	
	咖哩乾炸	咖哩	80	82	15.2	1.8	61.5	
		太白粉	10	34	0.0	0.0	1.8	
		油	10	92		10.0		
		萵苣	20	3	0.2	0.0	19.1	
		荷蘭芹						
		檸檬	10	4	0.1	0.1	8.7	
	沙拉	蘆荀罐頭	30	6	0.6	0.0	27.9	
		番茄	30	5	0.2	0.0	28.5	
		小黃瓜	30	3	0.3	0.1	28.9	
		蛋	25	41	3.1	2.8	18.7	
	水果凍	橘子罐頭	20	12	0.1	0.0	16.8	
		桃子罐頭	30	25	0.2	0.0	23.6	
		鳳梨罐頭	30	24	0.1	0.0	23.7	
		砂糖	10	38				
		水	50				50	
		洋菜	1					
小　　計				665	25.3	15.8	439.2	

區分	慢性腎炎的病況：腎機能（Ccrml/min）	慢性腎炎的病況：腎病況	生活指導：一般生活	生活指導：勤務	生活指導：運動	生活指導：學習（教室內的學習）	
5	正常（～90程度）	病況可以用腎機能來區分，依尿蛋白量、高血壓的程度區分等級，組織病型診斷變可調整指導	普通生活	普通勤務	可運動依病況的變化而有所調整	通學可	
4	正常～輕度低下（90～70程度）		普通生活～輕度限制	普通勤務體力的勞動有所限制，過重的勤務、加班、夜勤等依病況和有所調整	原則上以輕度運動，但需依病況做調整馬拉松、游泳等過度激烈運動不可	通學可要注意病況的經過	
3	中等度低下（70～50程度）		輕度限制不感疲勞的範圍	普通的勤務及作業避免加班、夜勤及長時間的通勤	原則上有運動限制，在能維持體力調整程度的運動可	原則上可通學避免長時間通學	可以住進養護學校或特殊學級併設的醫院，達到授課的願望
2	中等度～高度低下（50～30程度）		原則限制不感疲勞範圍的生活	原則上以輕勤務以上為限制勤務以不感疲勞範圍的作業為主過重勤務、加班、夜勤要避免長時間的通勤要避免	運動限制能維持體力程度的運動散步或體操可	原則上普通學級可通學避免長時間的通學	
1	高度低下（30～透析導入前）		限制不感疲勞範圍的生活	原則上以輕勤務為主勤務時間要有所限制不可有過重勤務、加班、夜勤要有充分的休息時間	運動限制散步和體操可	原則上普通學級通學可僅接受授課	

●慢性腎炎患者的

體育	家事	妊娠生產	醫療	醫療	飲食療法	飲食療法
以學生教科體育的小兒腎臟病管理指導表為準	普通可	一般沒有障礙	觀察經過腎病況定期的受診	希望能依腎病況確認腎組織病型	普通食（鹽分10g／日程度）	詳細情況請參照腎臟飲食的區分
	普通可調整到不感疲勞的程度	一般沒有障礙，以經過、腎組織病型為參考判定	定期受診		原則上為普通食有高血壓時鹽分限制（10～8g／日）	
	沒有疲勞的程度可	原則上不鼓勵	定期受診		輕度限制鹽分限制10～5g／日蛋白限制1.3g／kg依病況做程度調整	
	原則以不感疲勞程度的輕鬆家事為主並做程度的調整	不鼓勵	定期受診依經過情形入院治療		輕度限制鹽分限制8～5g／日蛋白限制1.0g／kg依病況做程度調整	
	原則以不感疲勞程度的輕鬆家事為主做程度的調整	不鼓勵	定期受診依經過情形入院治療		輕度限制鹽分限制8～3g／日蛋白限制0.5g／kg鉀限制依病況做程度調整	

醫療 ←

註：
1. 這些基準是一原則，特別是區分為5、4病期，適用於病況安定的狀態。
2. 尿檢液、血液化學成分、腎機能等經過做調整的依據。
3. 尿蛋白多者（2g／日以上）、高血壓合併者（擴張期血壓95 mmHg以上）為區分項。
4. 急速進行性腎炎有治療的必要故不含在表內。

區分	治療效果		蛋白尿	血液化學成分	腎機能 Ccr ml/min	一般生活		勤務		運動	體育
	糖尿性腎症群的病況					指導					
IV	完全好轉	依病況治療效果區分，再加上腎組織病型、血壓程度調整指導區分	陰性	正常	正常（～90程度）	普通生活		普通勤務（避免一定期間無理的勤務）		限制過激的運動	以小學生教科體育的小兒腎臟病管理指導表為準
III	不完全好轉 I型		輕度（1～2g／日程度）		不正常 輕度以下（～70程度）					原則限制。禁止過激運動。	
					中等度低下（70～50程度）	依經過情況緩和限制（避免身體的過度勞累）	原則上為限制生活	依業務種類，普通勤務可。依病況做限制勤務（避免身體的過勞）		原則限制運動 依程度做調整	
II	不完全好轉 II型		2～3.5g／日程度	非正常的輕度腎硬變型	不正常 輕度以下（～70程度）	身體勞動限制 依情況解除限制		依病況做限制（身體過勞的限制）		運動限制 體力維持程度的運動	
					非中等度的高度低下（70～程度）	不感疲勞範圍內的生活	限制生活	原則的限制勤務 不感疲勞範圍的勤務		運動限制 體力維持程度的運動	
I	無效		3.5g／日以上	腎硬變型	非正常 輕度低下（～70程度）	依情況緩和限制		依病況做輕勤務的許可	原則的限制	運動限制	
					非中等度 高度低下（70～程度）	不感疲勞的生活			限制		

生活			醫療			
學校教室的學習	家事	妊娠生產	觀察方法	治療與否	飲食療法	
通學可	普通可	一般沒有障礙，依情況、腎組織病型供參考判定	外來觀察	完全轉好後，病況不變的確認後中止醫療，其後須觀察	普通飲食（鹽分10 g／日程度）	詳細情況參照腎硬化飲食的區分
	普通可 依情況做程度調整		外來觀察 原則以一個月為一次	病況固定時期，中止加療		
		原則上不鼓勵	外來觀察 一個月一～二次程度定期檢查			
	沒有疲勞程度的家事可。依情況做調整		外來觀察 一個月數次定期檢查（含入院）	原則上繼續加療，病況長期固定的情況加療中止	普通飲食（鹽分限制）	
原則上通學可 避免長期間的通學		不鼓勵	原則上為外來觀察：月數次，依情況入院觀察	原則上通院加療，依病況進行入院治療	輕度限制食（鹽分限制）	蛋白依腎機能調整
	原則上輕鬆家事為主。依情況做調整		月數次，依情況入院觀察	通院加療，依病況入院加療	普通食（鹽分限制）	
病況安定的情況通學可。避免長期間的通學			依情況做一定期間的入院觀察	通院加療，依病況做一定期間的住院治療	限制食（鹽分限制）	

註：
1. 這些基準為原則，適用一定期間的入院加療後的治療效果
2. 尿蛋白多量的情況隨病況做飲食蛋白量的增加。

導引養生功

1 疏筋壯骨功+VCD

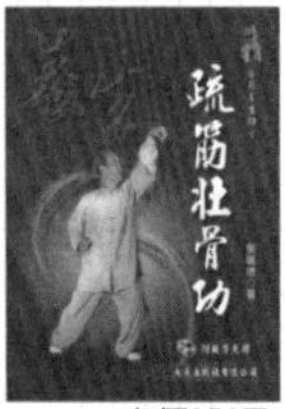

定價350元

2 導引保健功+VCD

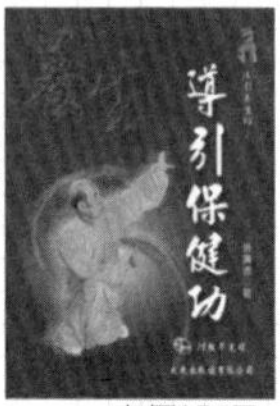

定價350元

3 頤身九段錦+VCD

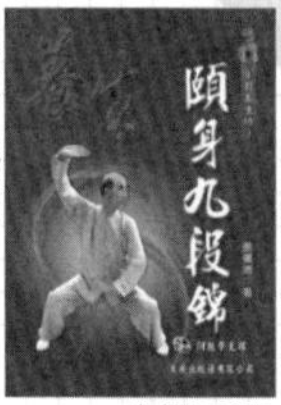

定價350元

4 九九還童功+VCD

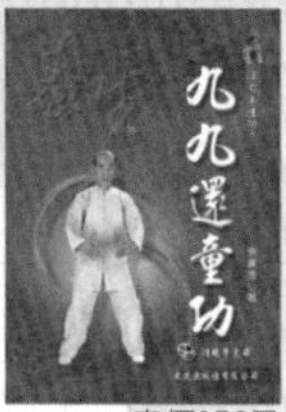

定價350元

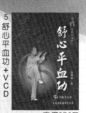

5 舒心平血功+VCD

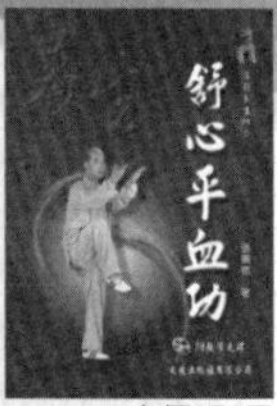

定價350元

6 益氣養肺功+VCD

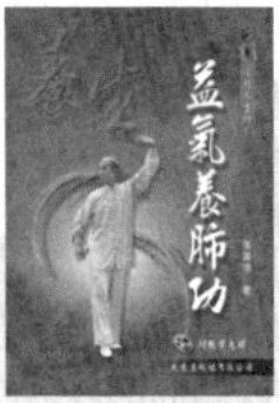

定價350元

7 養生太極扇+VCD

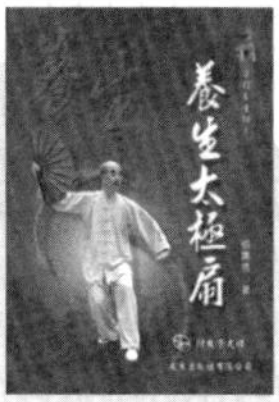

定價350元

8 養生太極棒+VCD

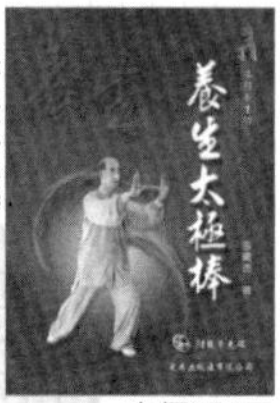

定價350元

9 導引養生形體詩韻+VCD

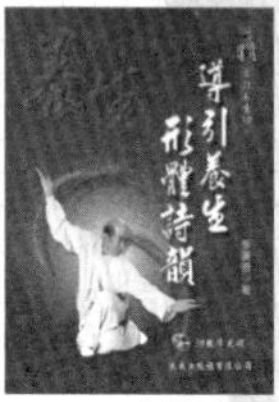

定價350元

10 四十九式經絡動功+VCD

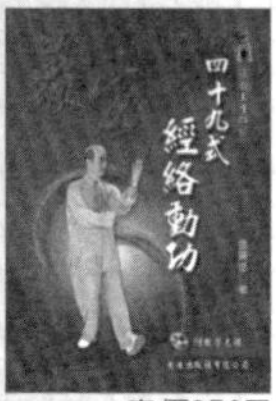

定價350元

張廣德養生著作　每冊定價 350 元

全系列為彩色圖解附教學光碟

輕鬆學武術

1 二十四式太極拳+VCD

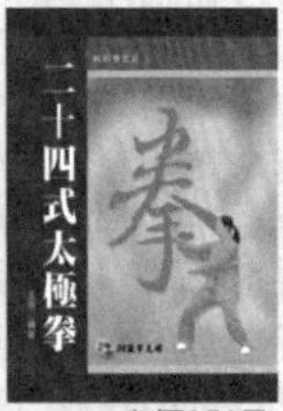

定價250元

2 四十二式太極拳+VCD

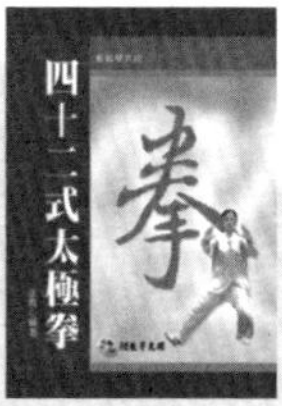

定價250元

3 八式十六式太極拳+VCD

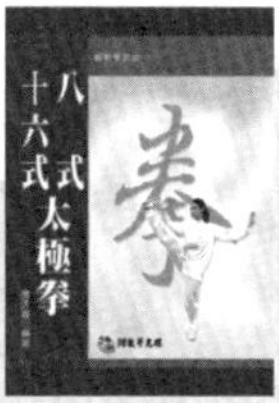

定價250元

4 三十二式太極劍+VCD

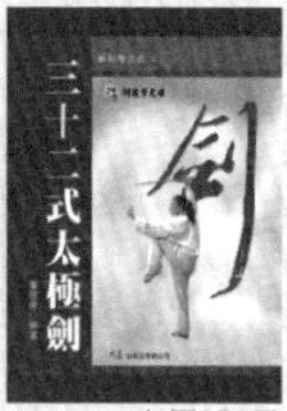

定價250元

5 四十二式太極劍+VCD

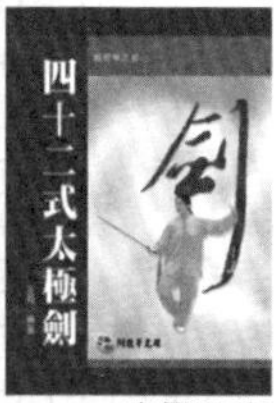

定價250元

6 二十八式木蘭拳+VCD

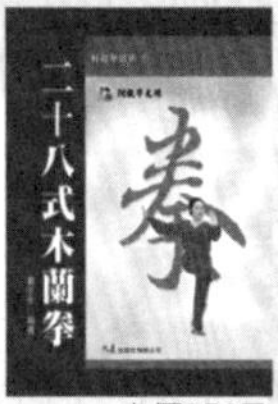

定價250元

7 三十八式木蘭扇+VCD

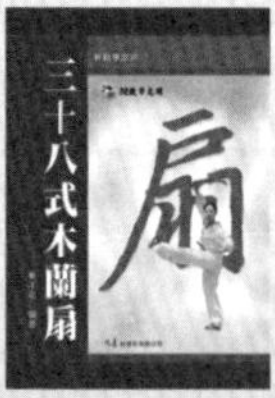

定價250元

8 四十八式太極劍+VCD

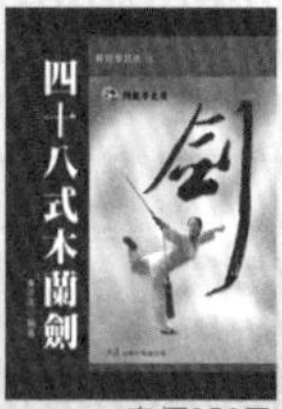

定價250元

彩色圖解太極武術

1 太極功夫扇

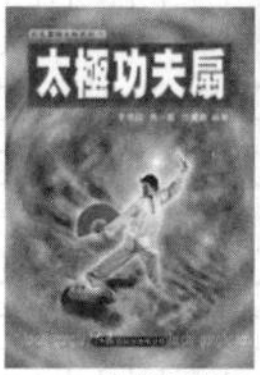

定價220元

2 武當太極劍

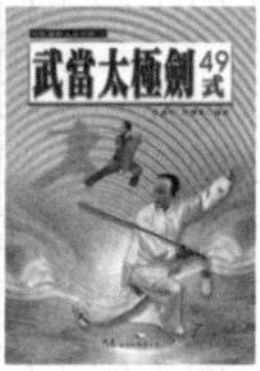

定價220元

3 楊式太極劍

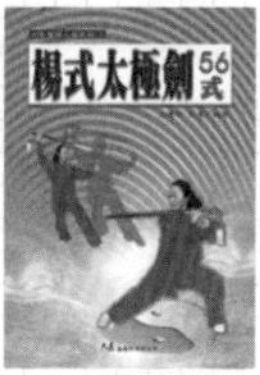

定價220元

4 楊式太極刀

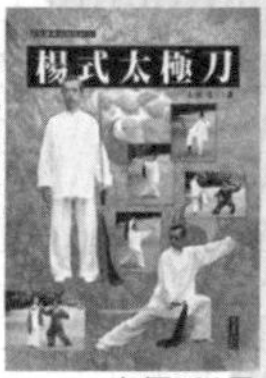

定價220元

5 二十四式太極拳+VCD

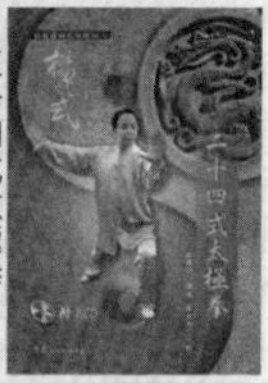

定價350元

6 三十二式太極劍+VCD

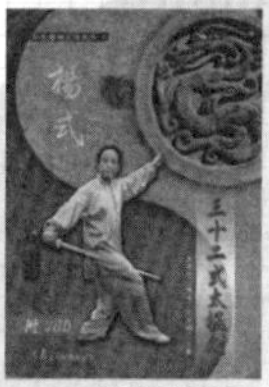

定價350元

7 四十二式太極劍+VCD

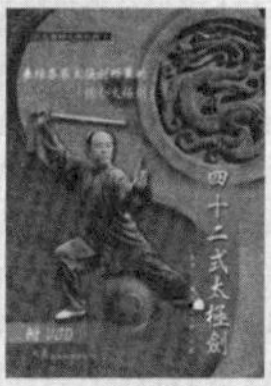

定價350元

8 四十二式太極拳+VCD

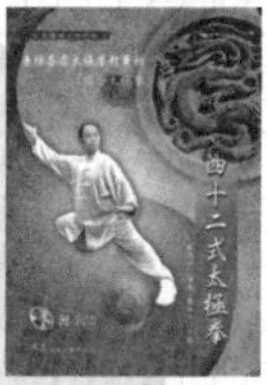

定價350元

9 楊式十八式太極劍 楊式十六式太極拳

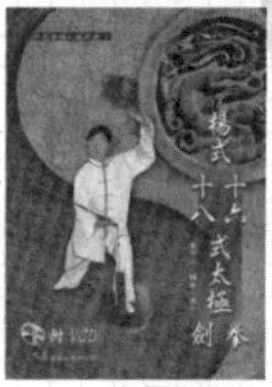

定價350元

10 楊氏二十八式太極拳+VCD

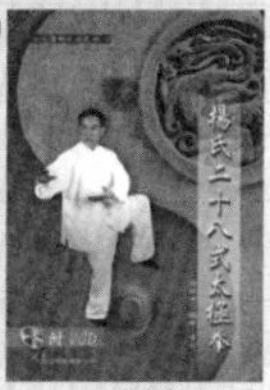

定價350元

11 楊式太極拳四十式+VCD

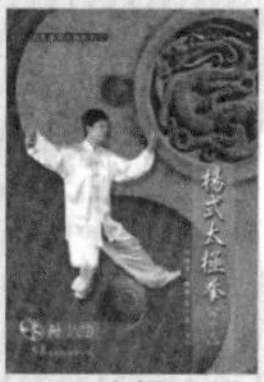

定價350元

12 陳式太極拳五十六式+VCD

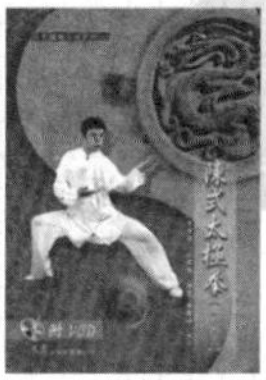

定價350元

13 吳式太極拳五十六式+VCD

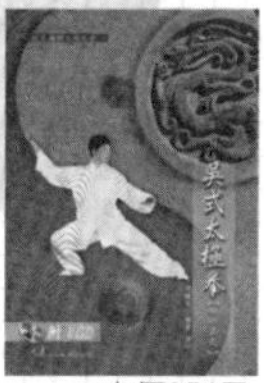

定價350元

14 精簡陳式太極拳八式十六式

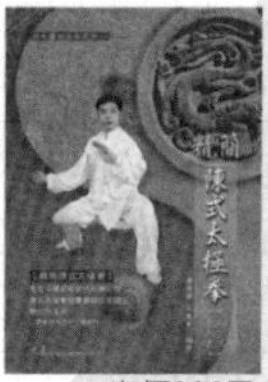

定價220元

15 精簡吳式太極拳三十六式 拳架・推手

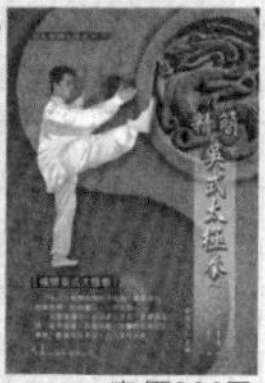

定價220元

16 夕陽美功夫扇

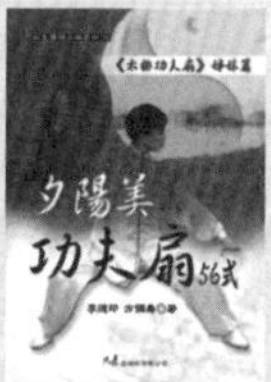

定價220元

17 綜合四十八式太極拳+VCD

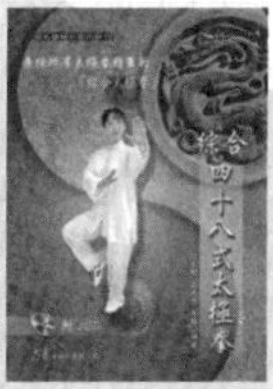

定價350元

18 三十二式太極拳 四段

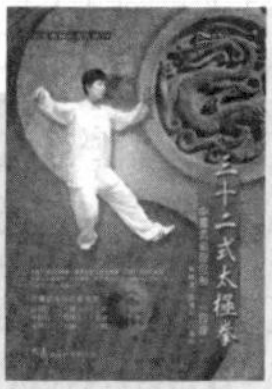

定價220元

19 楊式三十七式太極拳+VCD

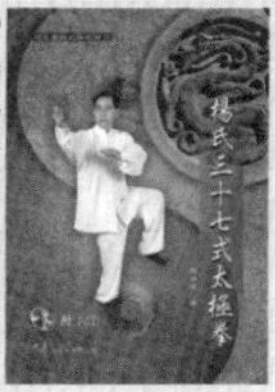

定價350元

20 楊氏五十一式太極劍+VCD

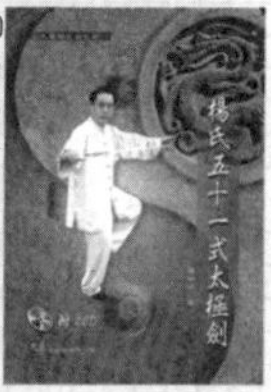

定價350元

21 嫡傳楊家太極拳精練二十八式

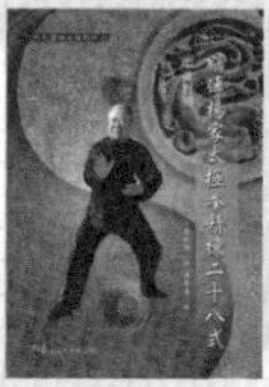

定價220元

22 嫡傳楊家太極劍五十一式

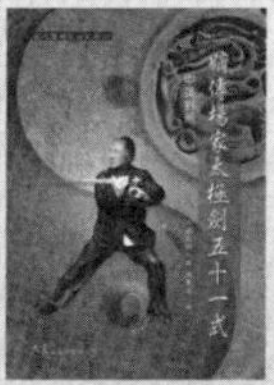

定價220元

23 嫡傳楊家太極刀十三式

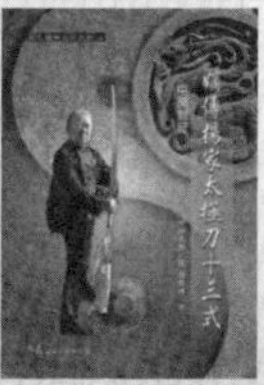

定價220元

養生保健　古今養生保健法　强身健體增加身體免疫力

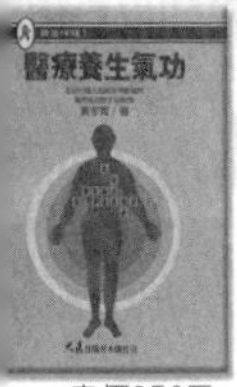
醫療養生氣功
定價250元

2 中國氣功圖譜
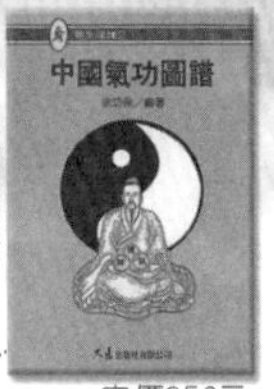
中國氣功圖譜
定價250元

3 少林醫療氣功精粹
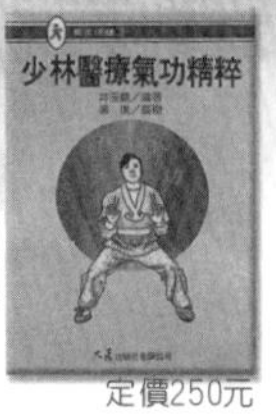
少林醫療氣功精粹
定價250元

4 龍形實用氣功
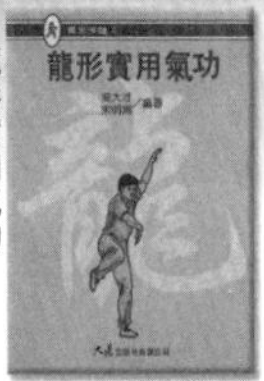
龍形實用氣功
定價220元

5 魚戲增視強身氣功
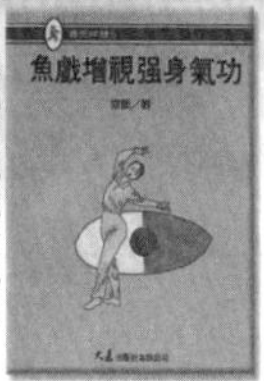
魚戲增視强身氣功
定價220元

7 道家玄牝氣功
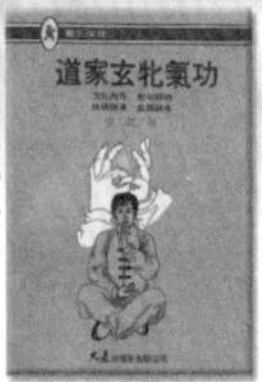
道家玄牝氣功
定價200元

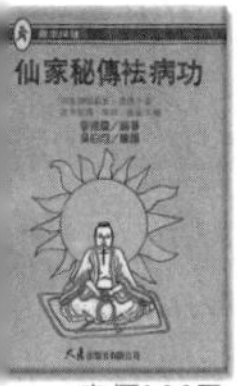
仙家秘傳袪病功
定價160元

9 少林十大健身功
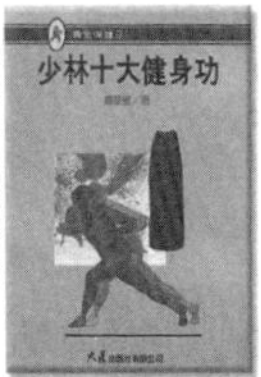
少林十大健身功
定價180元

10 中國自控氣功
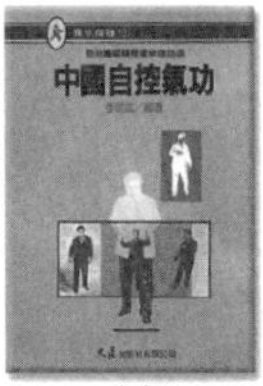
中國自控氣功
定價250元

11 醫療防癌氣功
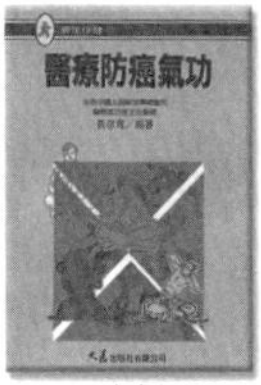
醫療防癌氣功
定價250元

12 醫療強身氣功
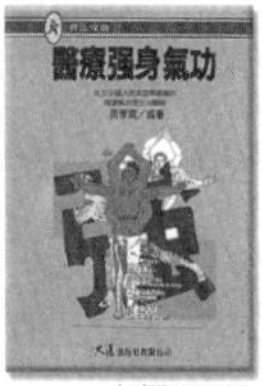
醫療强身氣功
定價250元

13 醫療點穴氣功
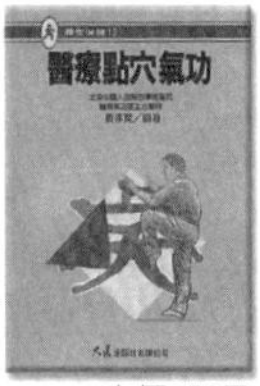
醫療點穴氣功
定價250元

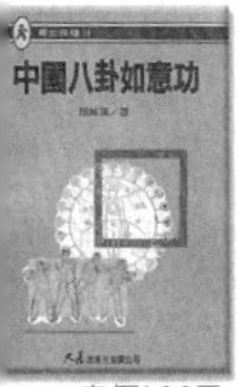
中國八卦如意功
定價180元

15 正宗馬禮堂養氣功
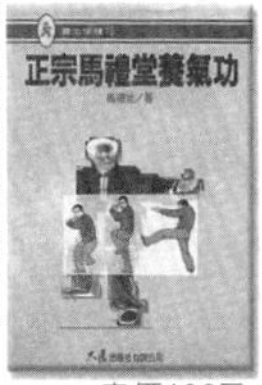
正宗馬禮堂養氣功
定價420元

16 秘傳道家筋經內丹功
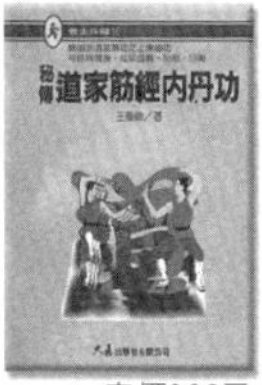
秘傳道家筋經內丹功
定價300元

17 三元開慧功
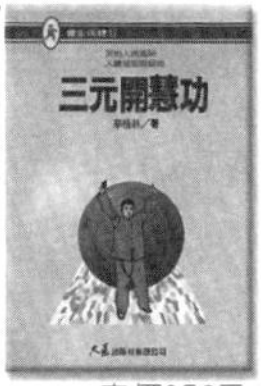
三元開慧功
定價250元

18 防癌治癌新氣功
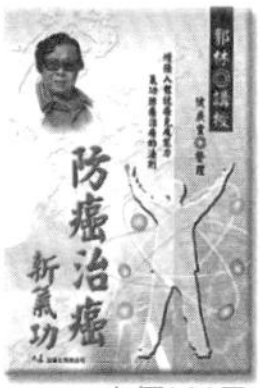
防癌治癌新氣功
定價180元

19 禪定與佛家氣功修煉
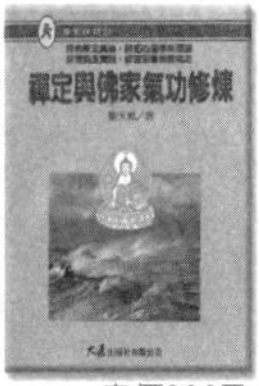
禪定與佛家氣功修煉
定價200元

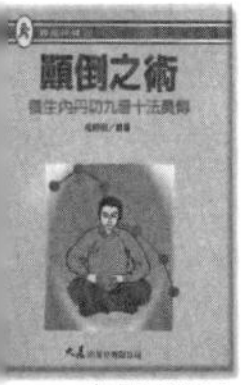
顛倒之術
定價360元

21 簡明氣功辭典
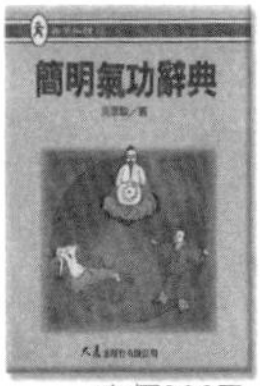
簡明氣功辭典
定價360元

22 八卦三合功
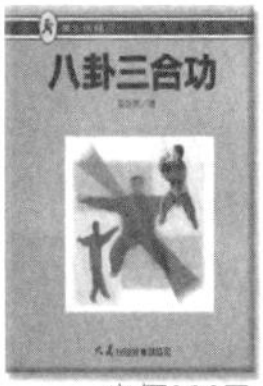
八卦三合功
定價230元

23 朱砂掌健身養生功
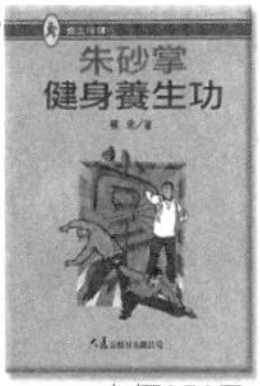
朱砂掌
健身養生功
定價250元

24 抗老功
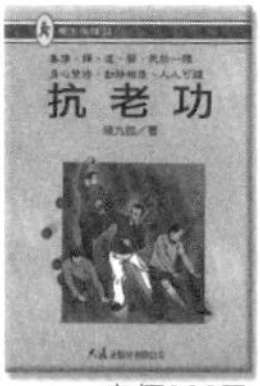
抗老功
定價230元

25 意氣按穴排濁自療法
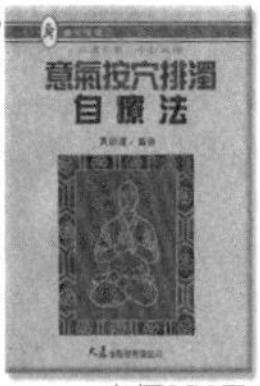
意氣按穴排濁
自療法
定價250元

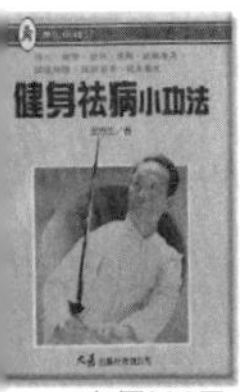

定價200元

28 張氏太極混元功
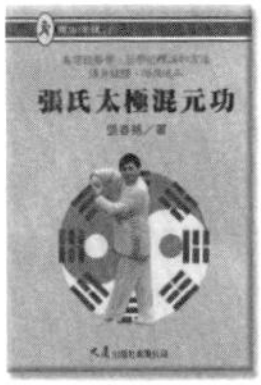
張氏太極混元功
定價250元

30 中國少林禪密功
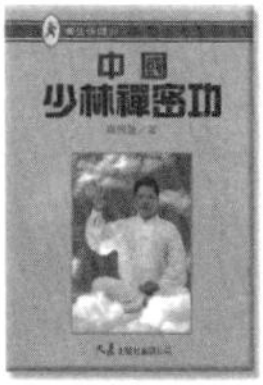
中國
少林禪密功
定價200元

31 郭林新氣功
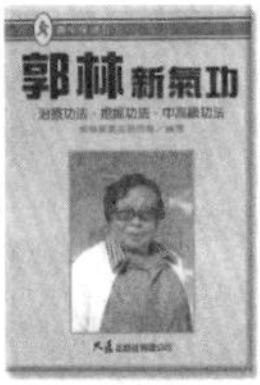
郭林新氣功
定價400元

32 八卦之源與健身養生
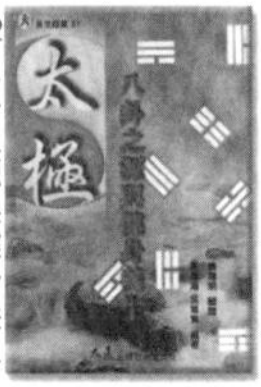
太極
定價280元

33 現代原始氣功1
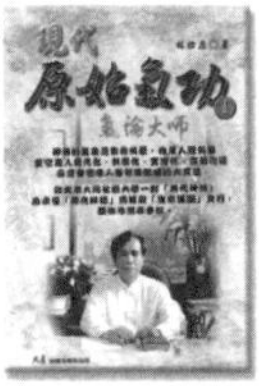
現代原始氣功
定價400元

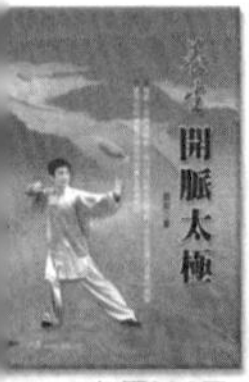
開脈太極
定價300元

35 通靈功一 養生祛病及入門功法
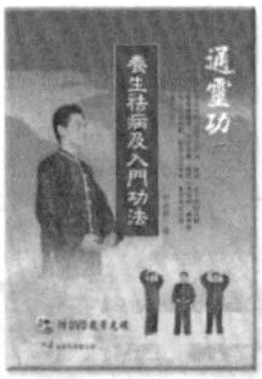
通靈功
養生祛病及入門功法
定價300元

37 太極內功養生法
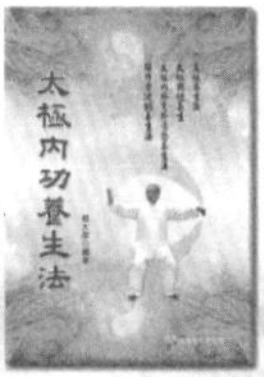
太極內功養生法
定價180元

38 無極養生氣功
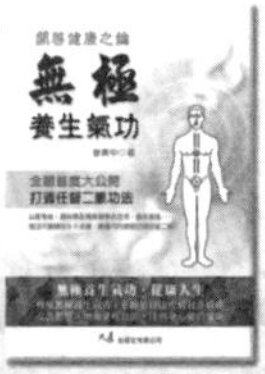

定價200元

39 氣的實踐小周天健康法
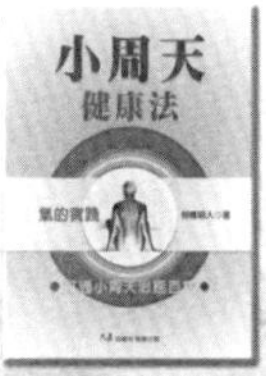
小周天
健康法
定價200元

40 達摩易筋經
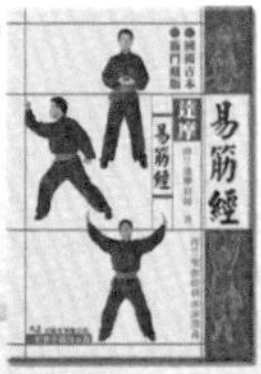
易筋經
定價350元

太極跤

1 太極防身術

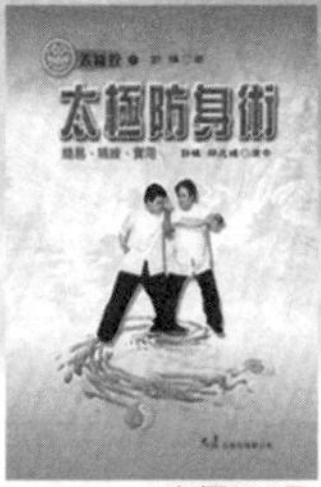

定價300元

2 擒拿術

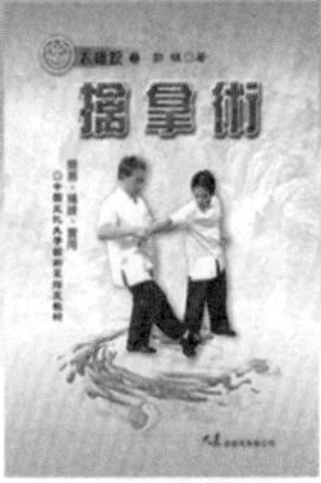

定價280元

3 中國式摔角

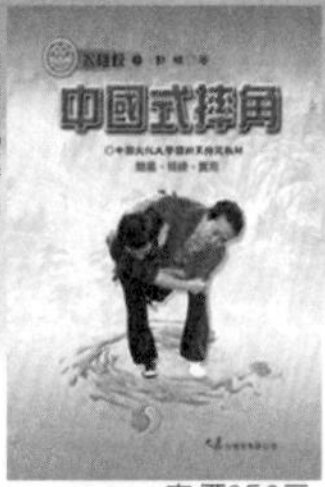

定價350元

簡化太極拳

1 陳式太極拳十三式

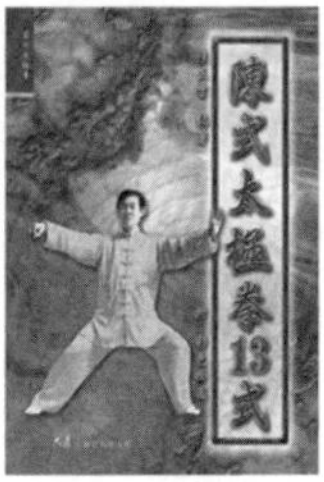

定價200元

2 楊式太極拳十三式

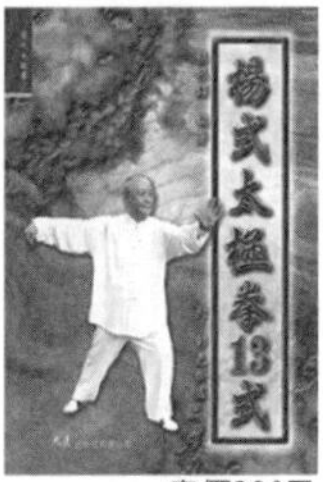

定價200元

3 吳式太極拳十三式

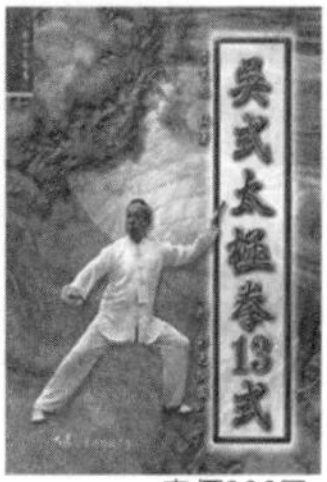

定價200元

4 武式太極拳十三式

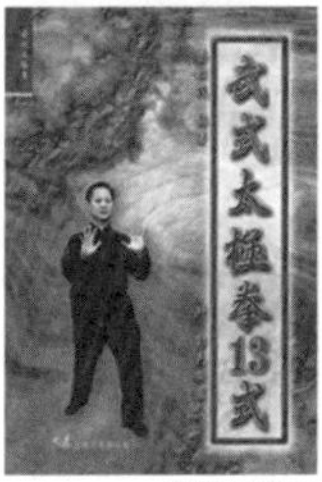

定價200元

5 孫式太極拳十三式

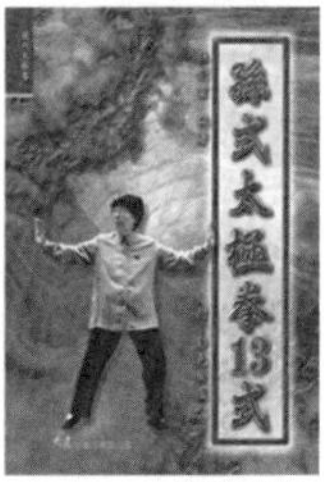

定價200元

6 趙堡太極拳十三式

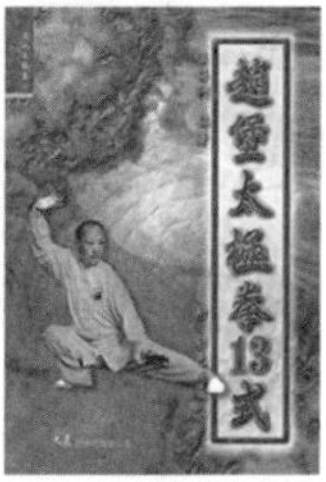

定價200元

原地太極拳

1 原地綜合太極二十四式

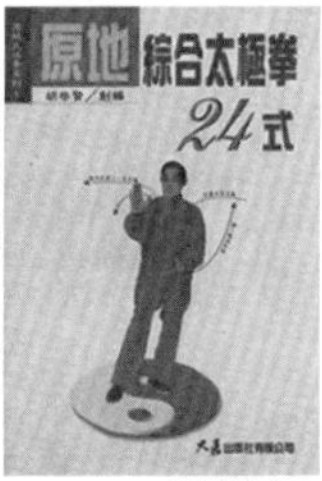

定價220元

2 原地活步太極四十二式

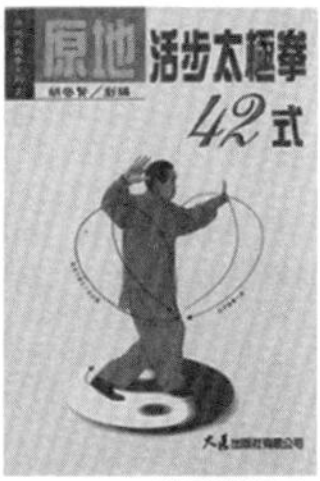

定價200元

3 原地簡化太極拳二十四式

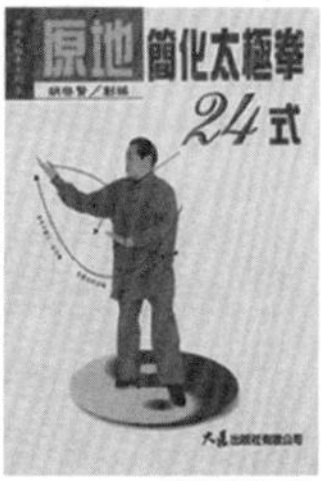

定價200元

4 原地太極拳十二式

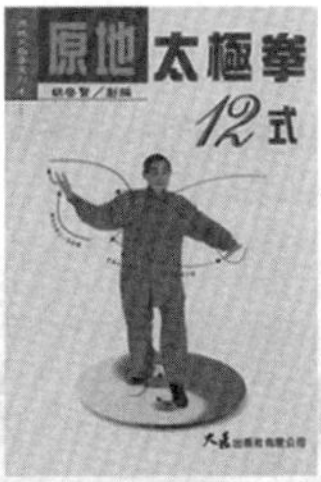

定價200元

5 原地青少年太極拳二十二式

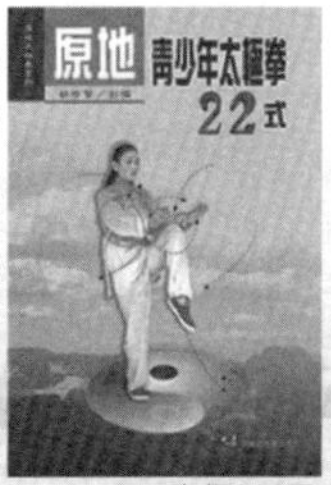

定價220元

6 原地兒童太極拳十捶十六式

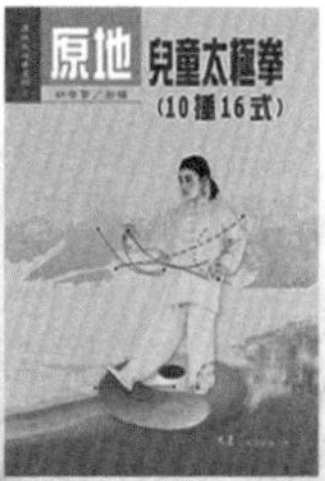

定價180元

健康加油站

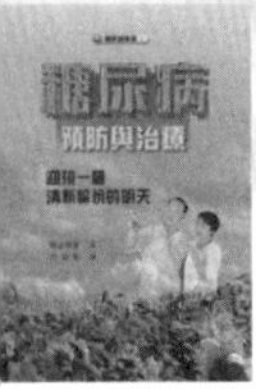
糖尿病
預防與治療

定價200元

2 胃部機能與強健

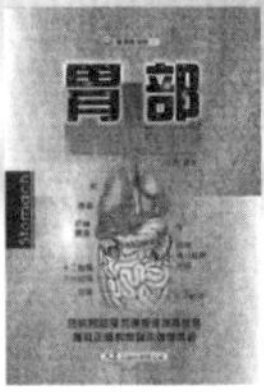
胃部

定價180元

3 不孕症治療

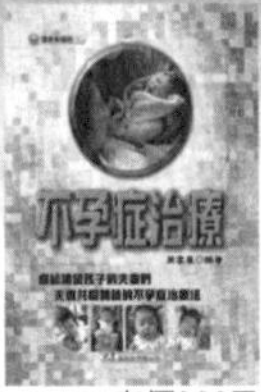
不孕症治療

定價200元

4 簡易醫學急救法

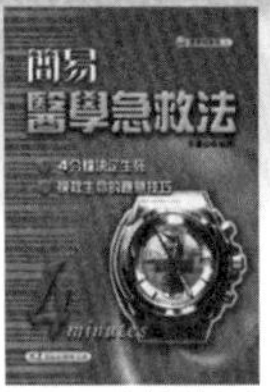
簡易
醫學急救法

定價200元

5 肥胖健康診療

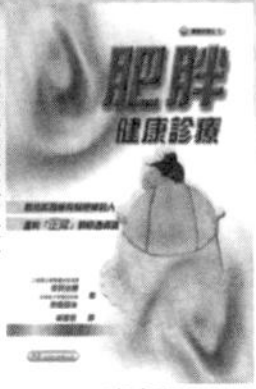
肥胖
健康診療

定價200元

6 肝功能健康診療

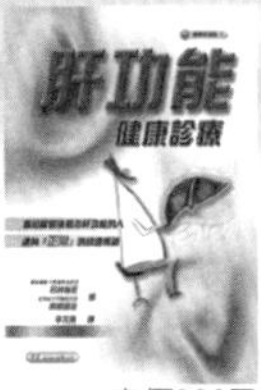

定價200元

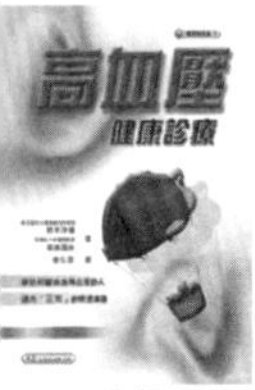
高血壓
健康診療

定價200元

8 高血糖值健康診療

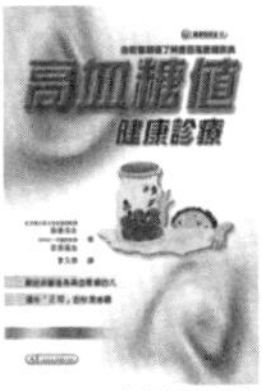
高血糖值
健康診療

定價200元

9 尿酸值健康診療

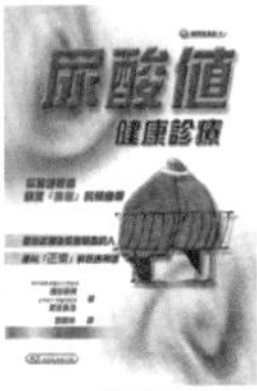
尿酸值
健康診療

定價200元

10 膽固醇中性脂肪健康診療

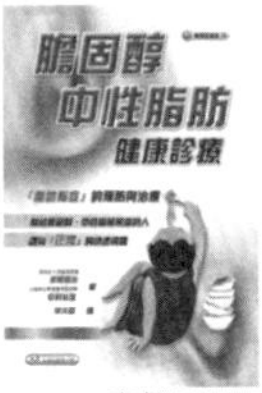
膽固醇
中性脂肪
健康診療

定價200元

11 痛風劇痛消除法

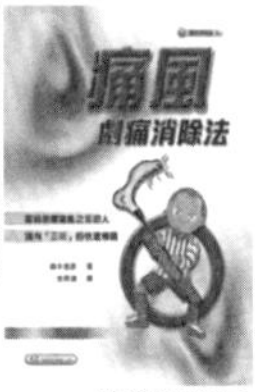
痛風
劇痛消除法

定價180元

12 三溫暖健康法

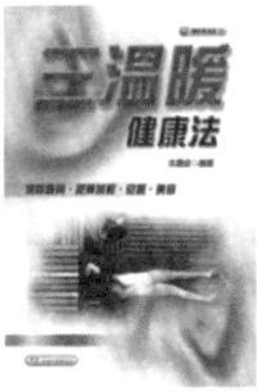

定價180元

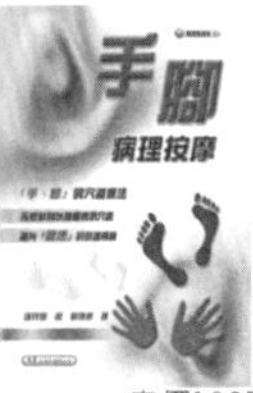
手腳
病理按摩

定價180元

14 B型肝炎預防與治療

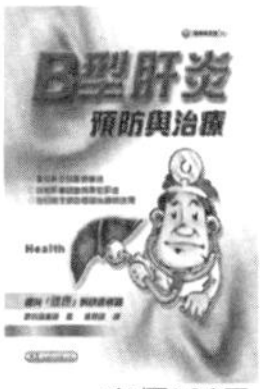
B型肝炎
預防與治療

定價180元

15 吃得更漂亮、健康

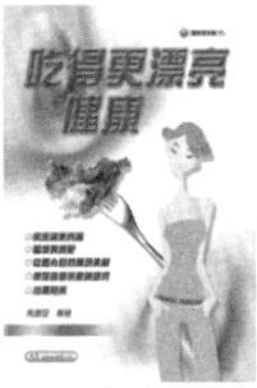
吃得更漂亮
健康

定價180元

16 茶使您更健康

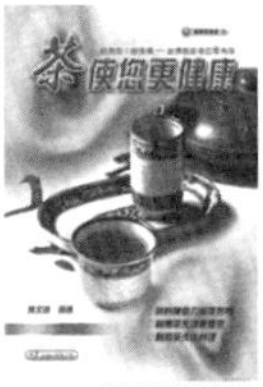
茶使您更健康

定價180元

17 圖解常見疾病運動療法

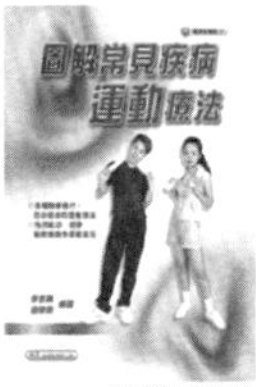
圖解常見疾病
運動療法

定價180元

18 科學健身改變亞健康

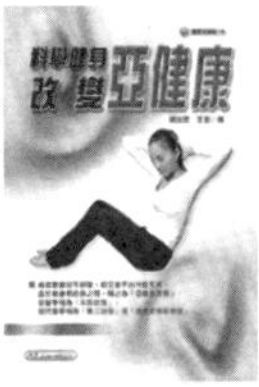
科學健身
改變亞健康

定價180元

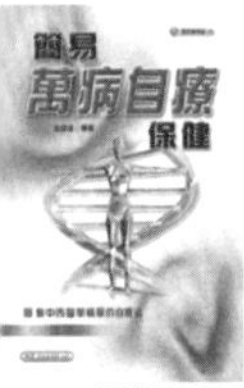
簡易
萬病自療
保健

定價220元

20 王朝秘藥媚酒

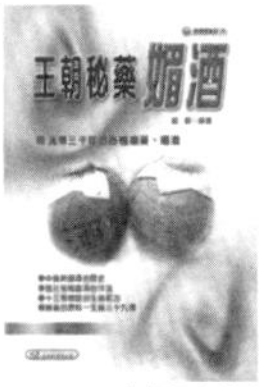
王朝秘藥媚酒

定價180元

21 立見實效保健操

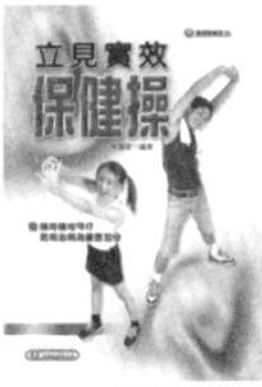
立見實效
保健操

定價180元

22 越吃越幸福

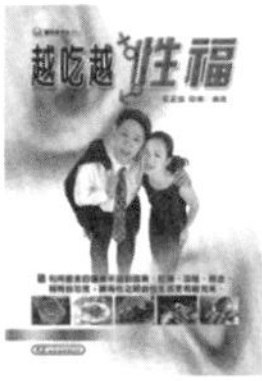

定價200元

23 荷爾蒙與健康

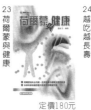

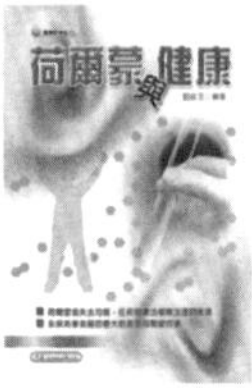
荷爾蒙與健康

定價180元

24 越吃越長壽

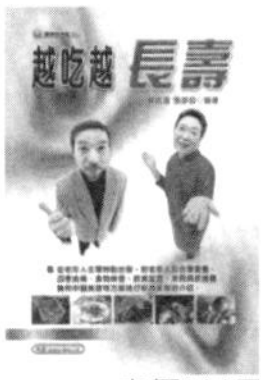
越吃越長壽

定價200元

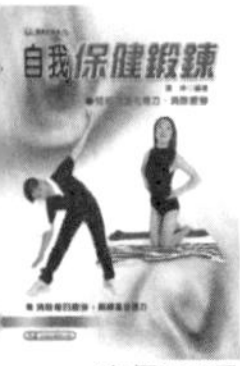
自我保健鍛鍊

定價180元

26 斷食促進健康

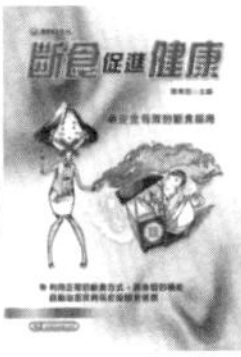
斷食促進健康

定價180元

27 蔬菜健康法

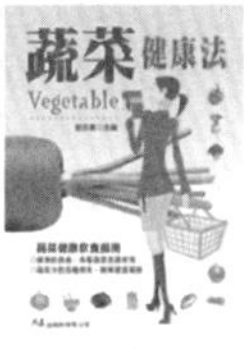
蔬菜健康法
Vegetable

定價200元

28 水果健康法

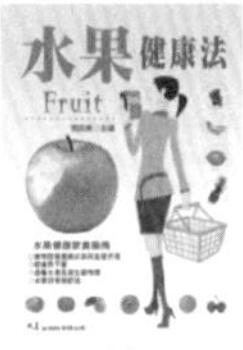
水果健康法
Fruit

定價200元

29 越吃越苗條

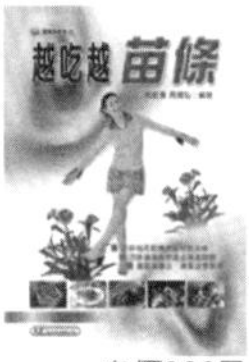
越吃越苗條

定價200元

30 越吃越聰明

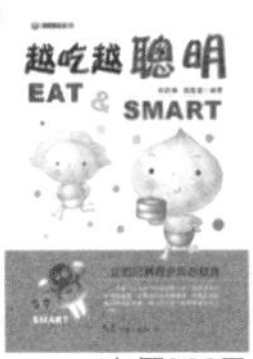
越吃越聰明
EAT & SMART

定價200元

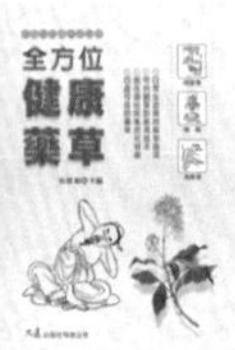
全方位
健康
藥草

定價200元

32 人體記憶地圖

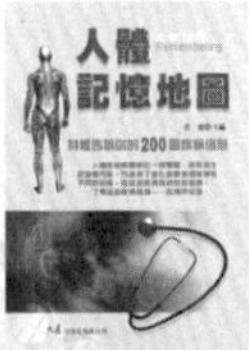

定價350元

33 提升免疫力戰勝癌症

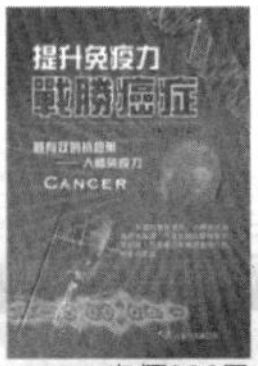
提升免疫力
戰勝癌症
CANCER

定價280元

34 腎臟病預防與治療

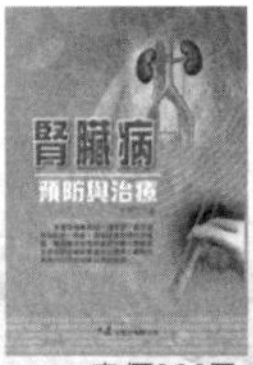
腎臟病
預防與治療

定價230元

運動精進叢書

1 怎樣跑得快

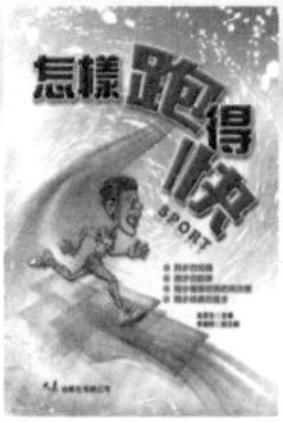

定價200元

2 怎樣投得遠

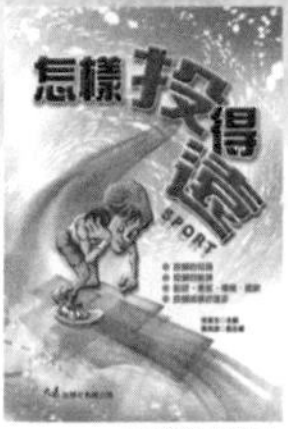

定價180元

3 怎樣跳得遠

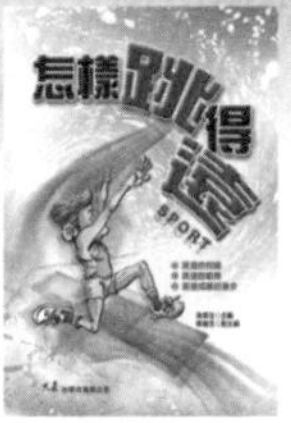

定價180元

4 怎樣跳的高

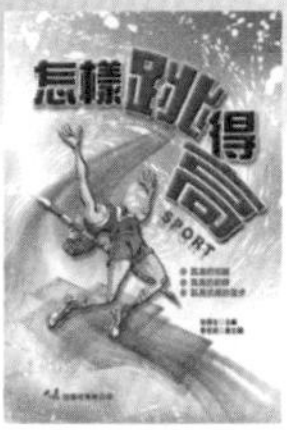

定價180元

5 高爾夫揮桿原理

定價220元

6 網球技巧圖解

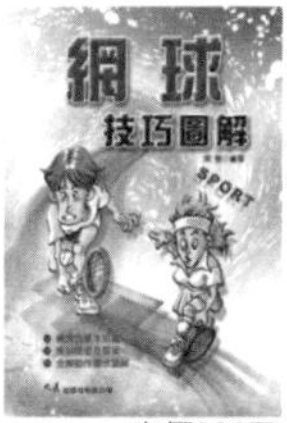

定價220元

7 排球技巧圖解

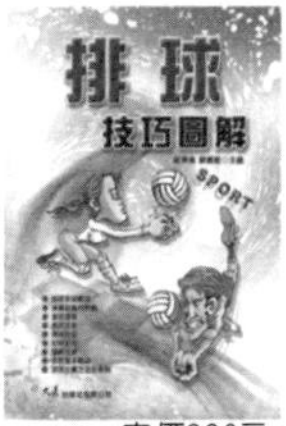

定價230元

8 沙灘排球技巧圖解

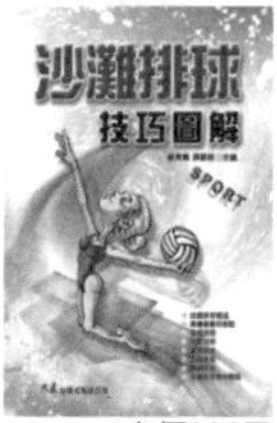

定價230元

9 撞球技巧圖解

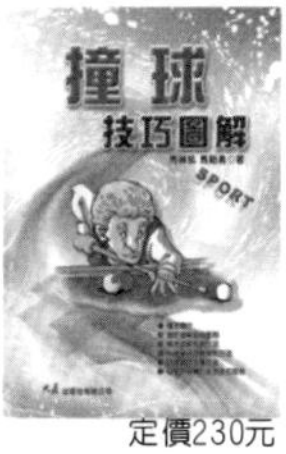

定價230元

10 籃球技巧圖解

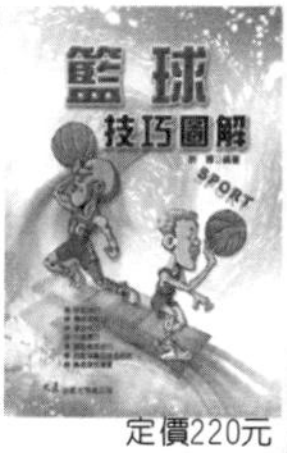

定價220元

11 足球技巧圖解

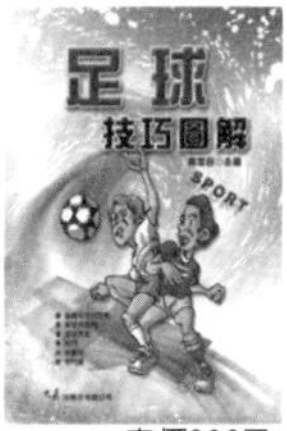

定價230元

12 羽毛球技巧圖解

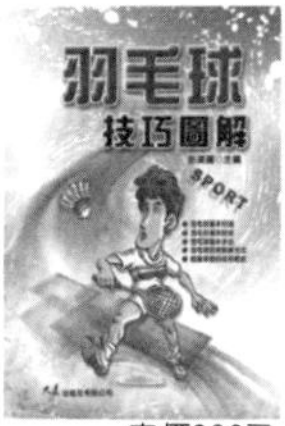

定價220元

13 乒乓球技巧圖解

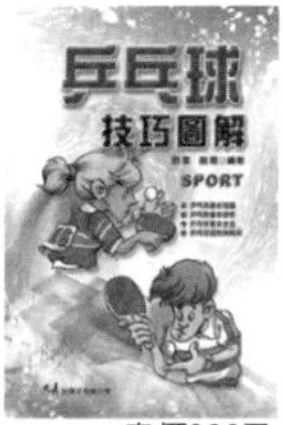

定價220元

14 曲線球與飛碟球

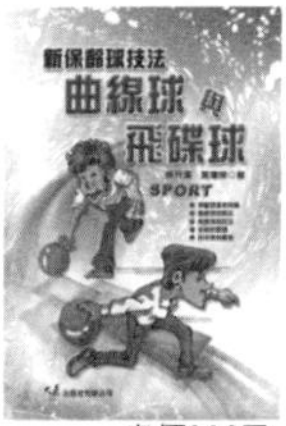

定價300元

15 街頭花式籃球

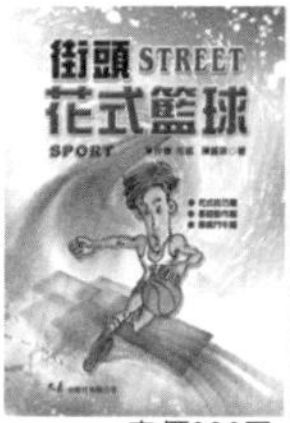

定價280元

16 精彩高爾夫

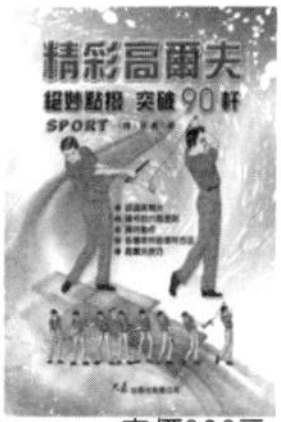

定價330元

17 巴西青少年足球訓練方法

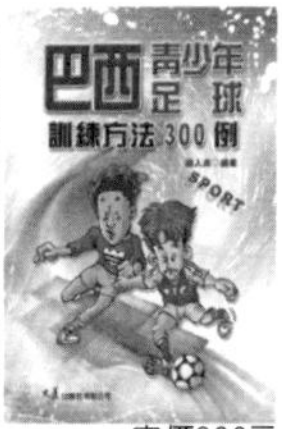

定價230元

18 籃球個人技術全圖解+VCD

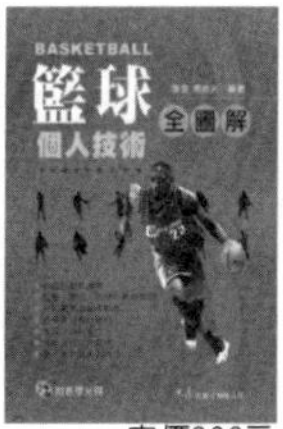

定價300元

19 門球（槌球）入門與提升180問

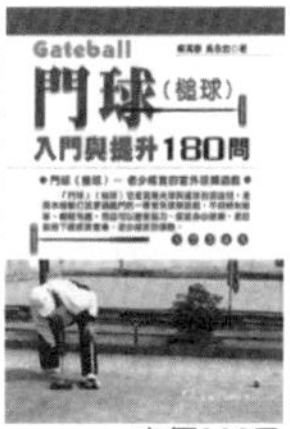

定價230元

20 美國青少年籃球訓練方式250例

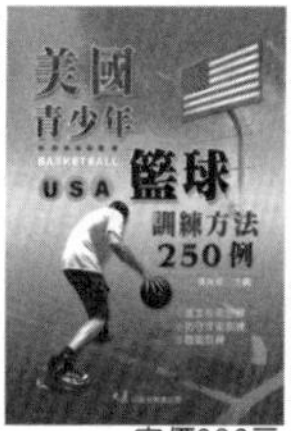

定價280元

21 單板滑雪技巧圖解+VCD

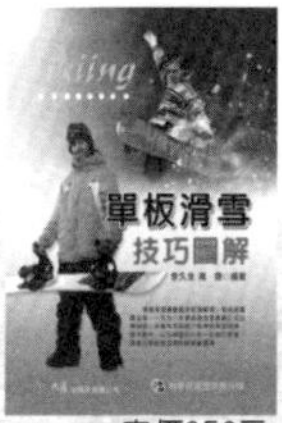

定價350元

國家圖書館出版品預行編目資料

腎臟病預防與治療／崔　毅主編
－初版－臺北市，大展，民 98.08
面；21 公分－（健康加油站；34）
ISBN 978-957-468-698-8（平裝）
1.腎臟疾病
415.81　　98009785

腎臟病預防與治療

ISBN 978-957-468-698-8

主 編 者／崔　毅
發 行 人／蔡 森 明
出 版 者／大展出版社有限公司
社　　址／台北市北投區（石牌）致遠一路 2 段 12 巷 1 號
電　　話／(02) 28236031・28236033・28233123
傳　　真／(02) 28272069
郵政劃撥／01669551
網　　址／www.dah-jaan.com.tw
E-mail／service@dah-jaan.com.tw
登 記 證／局版臺業字第 2171 號
承 印 者／傳興印刷有限公司
裝　　訂／建鑫裝訂有限公司
排 版 者／千兵企業有限公司
初版1刷／2009 年（民 98 年） 8 月

定　價／230 元

大展好書　好書大展
品嘗好書　冠群可期

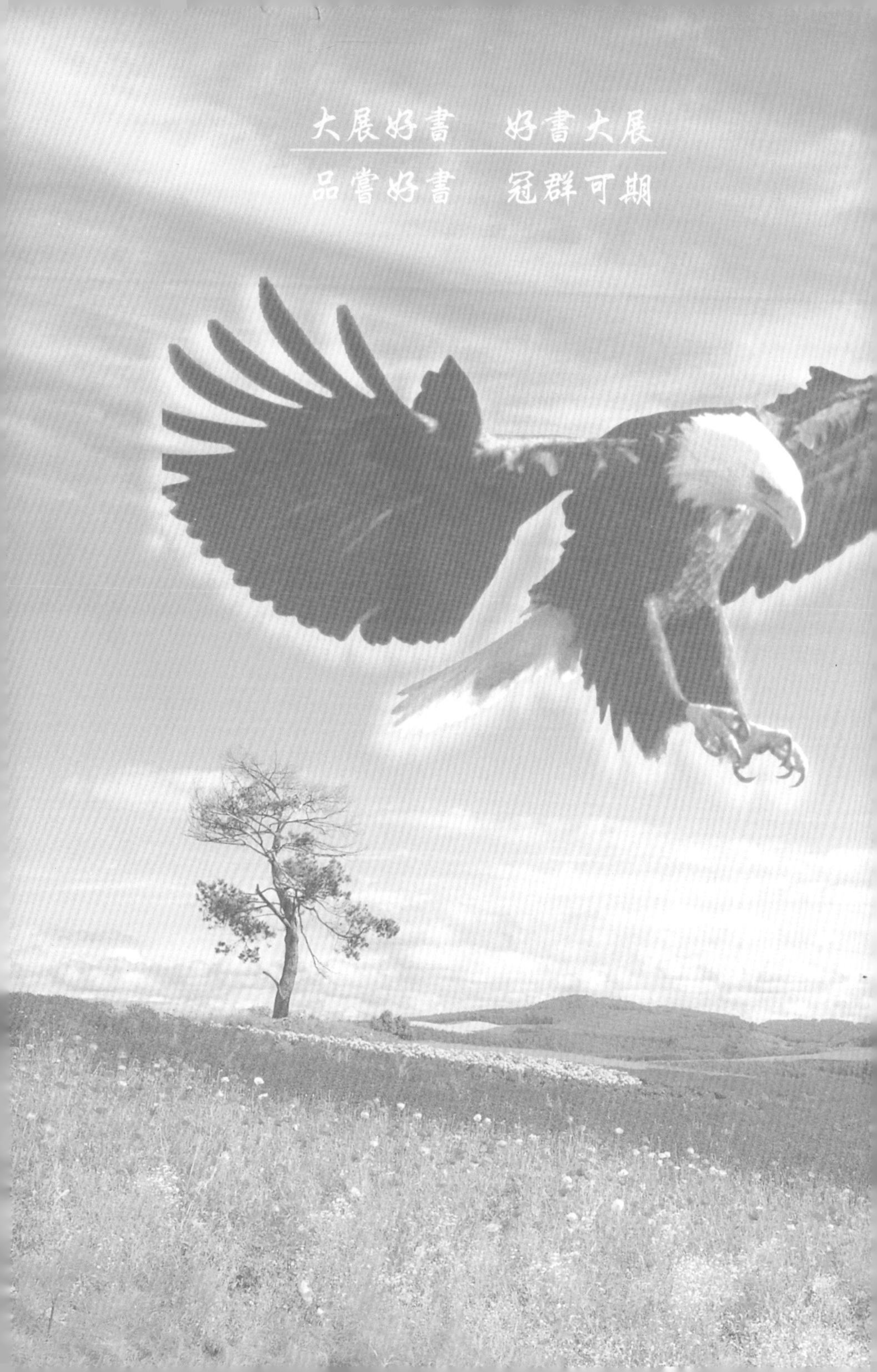
大展好書　好書大展
品嘗好書　冠群可期